DU

TRAITEMENT DE LA TUBERCULOSE.

RIGNOUX, IMPRIMEUR DE LA FACULTÉ DE MÉDECINE,
rue Monsieur-le-Prince, 31.

DU

TRAITEMENT DE LA TUBERCULOSE,

PAR

A.-H.-C. GOURDIN,

Docteur en Médecine de la Faculté de Paris,
Élève des Hôpitaux et Hospices civils de Paris,
Médaille de Bronze (1858),
ex-Médecin requis à l'Hôpital militaire de Versailles.
ex-Interne à l'Hôpital civil de Versailles.

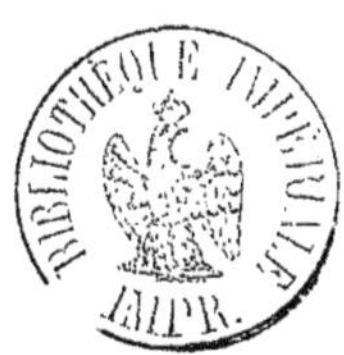

PARIS.

P. ASSELIN, GENDRE ET SUCCESSEUR DE LABÉ,
LIBRAIRE DE LA FACULTÉ DE MÉDECINE,
place de l'École-de-Médecine.

—

1861

INTRODUCTION.

Depuis notre entrée sur les bancs de l'école, frappé des ravages effrayants que font les affections tuberculeuses, nous avions jeté les yeux sur elles et désirions faire de ces maladies le sujet de notre premier travail. Nous voulions les étudier d'une manière complète, en présenter l'histoire, les causes, l'anatomie pathologique, etc. etc., en faire, en un mot, un tableau dans le cadre duquel on eût trouvé tout ce qu'il y a de fait sur ce sujet et peut-être quelques idées neuves en plus. Mais lorsque nous nous sommes vu devant tous les travaux scientifiques qu'il fallait compulser, quand nous avons vu combien de maîtres déjà avaient abordé cet abîme, combien il y avait d'expériences à contrôler, expériences tant anatomiques que microscopiques, chimiques, physiques, etc., nous n'avons pas senti notre courage faiblir, mais la longueur du travail nous a fait en reculer l'exécution. Nous avons vu alors que ce n'était pas avec le simple bagage scientifique de nos quelques années d'études que l'on pouvait arriver à la solution d'un problème si aride. Les observations que nous avions recueillies, dans les différents hôpitaux où nous sommes passé comme élève, ne nous ont plus paru assez concluantes et assez nombreuses pour pouvoir nous reposer sur elles avec une entière confiance; nous avons voulu en amasser d'autres; et enfin, cédant aux excellents conseils de quelques-uns de nos bien-aimés maîtres, nous nous sommes arrêté à une partie du grand sujet auquel nous avions d'abord songé, nous réservant de publier plus tard un travail complet sur la tuberculose.

Avant d'aborder notre sujet, nous nous permettrons de placer ici quelques lignes, afin de présenter en peu de mots les idées auxquelles nous nous rallions à propos du tubercule.

Nous admettons :

1° Que la tuberculose est une affection générale de l'économie, affectant tantôt un point, tantôt un autre, ou l'un et l'autre à la fois ;

2° Qu'elle est de même nature que la scrofule ;

3° Que cette affection est due primitivement à une altération des liquides ;

4° Qu'elle est héréditaire ou acquise ;

5° Qu'elle est contagieuse dans certains cas ;

6° Qu'elle est guérissable.

Nous nous proposons de développer plus longuement, dans des fascicules que nous ferons paraître plus tard, ces points que nous posons en axiome aujourd'hui, en nous mettant à couvert sous les travaux des autorités scientifiques dans lesquelles nous avons puisé notre instruction sur les tubercules.

Il est cependant un point sur lequel nous ne pouvons rester muet en commençant cet ouvrage, d'autant plus qu'en posant ici la manière dont nous divisons la marche du tubercule dans le tissu pulmonaire, nous ne serons pas obligé de répéter souvent les mêmes idées lorsque nous parlerons du traitement du tubercule dans ce parenchyme.

Divers auteurs admettent pour une variété de développement du tubercule que l'on appelle *phthisie, phthisie pulmonaire, pneumophymie, tuberculisation pulmonaire,* etc., plusieurs périodes, et le plus généralement deux.

D'autres auteurs divisent ces deux périodes de telle sorte qu'ils en ont trois.

D'autres enfin, complétement opposés aux précédents, n'ont voulu voir dans la marche du tubercule dans le poumon qu'une suite non interrompue d'accidents qui mènent directement à la mort, sauf de rares exceptions.

Or nous croyons que les premiers, en n'admettant que deux périodes, à savoir :

1° Celle où l'on a déjà pour symptômes de la toux des crachats muqueux, des hémoptysies, de l'oppression, de la dyspnée, des douleurs dans le côté affecté, entre les deux épaules, de la matité sous une clavicule ou sous les deux à la fois, du prolongement de l'expiration, des sueurs nocturnes et un malaise général ;

2° Celle où tous les symptômes précédents augmentent d'acuité, où la toux est quinteuse, les crachats verdâtres, opaques, sans air, les douleurs de poitrine plus vives, l'oppression et la dyspnée plus intenses, la matité plus grande ; où des craquements pulmonaires se font entendre avec accompagnement parfois de râle sous-crépitant ; et enfin, au fur et à mesure que la mort fait un pas, où l'on constate de gros râles crépitants, de la bronchophonie, du gargouillement, une respiration caverneuse, enfin le bruit de pot fêlé et le tintement métallique ;

Que les seconds, en divisant tout simplement ces deux périodes en trois, nous croyons, disons-nous, que ces auteurs omettent une troisième période, qui est celle du début intime de la maladie, celle qui précède les douleurs pectorales et autres signes, celle que l'on ne veut pas toujours, il est vrai, reconnaître aujourd'hui, mais que nous essaierons pourtant de caractériser quand nous aurons dit quelques mots sur la manière de voir des derniers auteurs qui regardent, avons-nous dit, la *pneumonite tuberculeuse*, comme ayant une marche continue. Il est bien vrai que les périodes des autres auteurs n'ont pas de démarcation exacte ; il est bien vrai qu'alors qu'il y a dans les poumons des tubercules ramollis en voie d'élimination il y en a encore d'autres à l'état cru, à l'état de granulation, et même à état latent, dans le torrent circulatoire ; mais il n'en est pas moins vrai que le jour où une caverne est ouverte, la maladie est devenue plus redoutable. Il va y avoir là une élimination de substance suivie d'une sécrétion purulente, sécrétion qui va contribuer en plus à l'appauvrissement du malade.

Avant-la fonte purulente du tubercule, on pouvait admettre que la matière morbide serait encore, à la rigueur, absorbée et éliminée par d'autres voies ; mais maintenant ce premier rejet du pus n'est-il pas l'indice que les fruits sont mûrs, que les tubercules nés au même moment que celui qui s'élimine vont à leur tour former des vides dans le tissu pulmonaire? En un mot, c'est là le signe certain que la maladie devient mortelle dans un bref délai, délai que le médecin peut fixer presque à coup sûr.

En est-il ainsi lorsque la maladie n'est encore qu'à ce que l'on appelle le premier degré? Évidemment non. Nous avons dans la science assez d'observations qui nous prouvent que la maladie a souvent paru vouloir disparaître en demeurant stationnaire, non pas des semaines, mais des mois et des années, tandis qu'une fois la deuxième période ou la troisième (selon l'auteur consulté) établie, la mort arrive fatalement, à moins que, par un hasard malheureusement trop rare, il n'y ait qu'un ou deux tubercules, ou un très-petit nombre, et partant un nombre également petit de cavernes, et qu'une fois vidées, ces cavités se trouvent oblitérées par du tissu cicatriciel.

Ce qui précède dit assez que nous admettons volontiers les deux périodes signalées par nos maîtres; mais nous allons nous permettre d'en mettre au jour une troisième, qui nous semble la plus importante, parce que c'est pendant son évolution qu'il est surtout permis d'enrayer la marche de la tuberculisation et d'obtenir la guérison.

Pour nous, cette troisième période remonte haut le courant de la vie; c'est elle qui fait bien comprendre le vieux dicton populaire : « Les vieux docteurs connaissent les tempéraments de leurs malades et celui de leurs enfants. » Oui, cette troisième période commence presque avec la vie; on la trouve liée aux affections syphilitiques héréditaires, à la scrofule et au tubercule paternel ou maternel, à la mauvaise alimentation de l'enfance, aux excès en tous genres, à la masturbation, aux habitations malsaines, etc. etc., et pourtant c'est elle qui est la plus difficile à diagnostiquer. Le médecin de campagne est peut-être celui qui a le plus d'avantages dans ce cas. Il connaît ses malades plus intimement, ils ne peuvent pas lui cacher leur genre d'existence, etc. etc., tandis que le médecin du monde est journellement en butte à des réponses entièrement contraires à la vérité, qui, au lieu de le mettre sur la voie du mal, prennent à tâche de l'en éloigner. Appelé dans un intérieur confortable, chez des gens bien vêtus, il n'osera pas parfois leur demander si ce bien-être apparent n'est pas acheté par des privations de nourriture, de sommeil, des excès de travaux ; et, trompé par ses yeux et sa délicatesse, il ira frapper à côté du mal.

Que l'on ne pense pas que nous établissons de cette façon les trois périodes de la marche du tubercule dans les poumons pour faire autrement que nos devanciers, pour créer du nouveau, tout simplement pour avoir le plaisir de le mettre au monde ; non, nous sommes guidé dans cette délimitation par un ordre d'idées plus élevées ; en un mot, c'est parce que cette marche s'applique au développement du tubercule dans tous les points de l'économie, et que de plus le seul but de la médecine étant de guérir, c'est en vue du traitement surtout que nous devons diviser les effets progressifs des maladies ; à plus forte raison agirons-nous de la sorte quand nous trouverons des affections comme la *pneumonite tuberculeuse,* qui admettront aussi bien la division quant à la marche naturelle que quant à la marche thérapeutique.

La *pneumonite tuberculeuse,* divisée ainsi en trois périodes, nous permettra donc aussi de voir s'il y a des médicaments qui peuvent s'appliquer à ses trois temps d'évolution. Or, tant que nous n'aurons pas un spécifique contre la tuberculose, il y aura besoin de classer les drogues qui conviennent dans tel ou tel degré de l'affection tuberculeuse.

Il nous semble, et nous avons eu plusieurs fois l'occasion de le constater pendant le cours de nos études, il nous semble, disonsnous, que souvent le praticien ne s'occupe pas assez de la division thérapeutique de la maladie qu'il a à traiter. Ainsi, sans sortir du sujet de ce travail, nous voyons tous fréquemment dans nos jour-

naux de médecine un traitement antituberculeux présenté au monde
médical, sans le prévenir que c'est seulement dans tel ou tel cas que
vous pouvez employer le remède nouveau, et que c'est surtout dans
tel cas particulier que le remède aura toutes les chances pour réussir. Ne vaudrait-il pas mieux ne rien dire que de dire si peu? Ainsi,
pour donner un exemple, le fer est bon dans la *pneumonite tuberculeuse,* mais à des époques variées et pendant un certain laps de
temps, et nous le voyons prescrire même pendant l'évolution d'une
hémoptysie; pourtant, quand nous quittons les bancs de l'école,
nous savons tous que le fer est un excitant et que nous devrions le
prescrire dans ce cas; mais nous croyons, sur la foi de notre journal
de médecine, qu'il y a derrière nous une autorité plus compétente
que nous, parce qu'elle doit s'appuyer sur des observations plus
nombreuses que les nôtres, ou parce qu'elle est plus ancienne que
nous dans la science, et nous progressons dans le mal, condamnant
des médicaments que nous n'avons pas réellement expérimentés et
dont la valeur thérapeutique nous est inconnue.

Je sais bien que la médecine doit varier dans son enseignement,
dans son application suivant les degrés de longitude et de latitude
où son besoin se fait sentir, suivant l'âge, le sexe, le tempérament
des individus qui en réclament des secours; mais il n'en est pas
moins vrai qu'il y a certaines bases inamovibles qui sont le point
d'appui de la médecine générale, bases dont on ne doit jamais trop
s'écarter.

A peine déjà avons-nous écrit quelques lignes que l'on aura sans
doute remarqué l'emploi que nous faisons des dénominations, neuves
encore dans la science, de *tuberculose* et de *pneumonite tuberculeuse.*

Pour ce qui est du mot *tuberculose,* nous l'avons adopté parce
qu'il nous semble bien rendre la pensée que l'on se fait de l'envahissement du tubercule dans toute l'économie, et aussi parce qu'il rend
cette idée avec un seul mot.

Quant à l'expression *pneumonite tuberculeuse,* ce n'est pas pour
faire croire que nous voulons nous jeter corps et âme dans une no-

menclature nouvelle que nous l'avons employé, mais bien parce que ce mot, tout en rendant l'idée de tubercules siégeant dans le tissu pulmonaire, fait aussi sentir que ces productions morbides sont la cause de l'inflammation du poumon qui accompagne leur sécrétion. C'est pour des raisons analogues que nous emploierons par la suite les mots de : *ganglite tuberculeuse, encéphalite-tuberculeuse, hépatite tuberculeuse, péritonite tuberculeuse,* et *méningite tuberculeuse ;* ces deux dernières expressions nous ayant montré l'exemple.

Avant d'entrer en matière, nous exposerons, aussi brièvement que possible, la manière dont nous envisageons le sujet choisi pour but de ce travail.

Nous nous sommes proposé de passer en revue tous les divers traitements qui ont été vantés contre l'affection tuberculeuse, tous les remèdes qui ont été prônés, et cela aussi bien par des autorités médicales devant lesquelles on ne peut le plus souvent que s'incliner, que par des autorités beaucoup moindres ou même nulles, nous souvenant que la vaccine, le tartre stibié, et *tutti quanti,* sont longtemps restés à la porte de la science, malgré les bons effets que l'on pouvait en retirer.

Ensuite nous verrons s'il existe quelques relations entre le traitement proposé contre la tuberculisation d'un organe et celui mis en avant contre la même affection d'un autre point de l'économie ; ou si, au contraire, ces traitements sont purement le résultat des bons plaisirs d'un individu, ou bien encore ceux d'un esprit spéculatif. Si l'on peut compter, dans un cas donné, sur l'action d'un remède proposé, ou si nous devons regarder la science comme muette relativement à la guérison de la tuberculose. Enfin, d'après toutes les idées émises, tirer des conclusions où nous devrons poser le traitement de la tuberculose qui nous semble le plus rationnel ; traitement qui devra se trouver formulé pour les différentes périodes de l'affection, s'il ne nous est pas permis de dire : tel corps guérit toujours la tuberculose, à quelque âge qu'elle se présente.

Pour arriver à ce but, nous nous sommes permis de puiser partout, comme l'indiquent toutes les notes qui se trouvent à la fin des pages, et nous l'avons fait avec d'autant plus de confiance, que notre travail se trouvant élaboré depuis longtemps, il y a bien des points sur lesquels nous avons pu baser notre opinion d'après les sages conseils de nos chefs de service, qui bien souvent nous ont fait l'honneur de discuter avec nous plusieurs points obscurs, et sur lesquels ils ont aussi souvent jeté un jour plus grand.

TRAITEMENT DE LA TUBERCULOSE.

Placé devant une grande nomenclature thérapeutique, nous n'avons pu trouver mieux que de mettre en tête de cet ouvrage un tableau général de toutes les médications employées jusqu'à ce jour dans les diverses affections tuberculeuses.

C'est surtout entre la médication antiscrofuleuse (ganglite tuberculeuse) et celle antituberculeuse pulmonaire (pneumonite tuberculeuse) que les ressemblances sont le plus frappantes. Ce fait, du reste, doit être loin de nous étonner, sachant combien il y a d'auteurs qui ont admis comme identiques dans leurs causes et leurs effets ces deux maladies. Nous avons donc rapproché ces deux affections dans deux colonnes contiguës, de manière qu'un simple coup d'œil peut faire voir quels sont les médicaments acceptés contre les deux affections, et ceux qui ne sont demeurés jusqu'à présent que spéciaux à l'une ou à l'autre des affections tuberculeuses spéciales. Car, si nous avons ajouté en regard les quelques autres affections de même nature, c'est simplement pour faire mieux ressortir la loi d'identité de la tuberculose. Les caractères placés entre parenthèses indiquent certaines préparations qui ont été prescrites dans quelques formes de la tuberculose, sans l'être dans le cas désigné par l'entête de la colonne, préparations que nous croyons pourtant utiles dans ce genre d'affection. Quant aux caractères italiques, ils sont là pour nous apprendre que les corps qu'ils indiquent sont placés dans une autre catégorie médicamenteuse, où ils seront envisagés d'une façon complète.

CHAPITRE IER.

Antiphlogistiques.

Saignées, sangsues, ventouses.

La saignée, comme les autres antiphlogistiques qui suivront, a eu, plus qu'elle n'aura, nous l'espérons, de nombreux partisans ; mais presque tous l'appliquaient toujours contre l'état inflammatoire, indubitablement lié au développement des tubercules, et non pas contre l'élément tuberculeux lui-même, comme voudraient le faire croire quelques auteurs modernes, qui font souvent dire aux anciens ce qu'ils n'ont jamais écrit.

C'est ainsi que Celse (1) recommande la saignée, mais il nous dit, quelques chapitres auparavant (2), qu'il n'en veut pas chez les personnes faibles : cette restriction, placée avant l'article consacré à l'affection tuberculeuse du poumon, ne tombant pas sous les yeux de tous ceux qui s'occupent des traitements antituberculeux, fait que souvent nous voyons Celse cité comme un ardent partisan de la saignée, tandis qu'en réalité il l'est peu, si l'on songe que les tuberculeux sont en général faibles, et rentrent ainsi sous le coup de son principe général.

Boerhaave (3) pratiquait et conseillait la saignée, mais seulement pour combattre l'hémoptysie. Nous trouvons aussi Morton, Van Swieten, Fernel, Pringle et Sydenham, qui partagent cet avis ; aussi ne comprend-on pas bien que Morton (4), après avoir recommandé

---

(1) *De Re medica,* lib. III, cap. **22**.
(2) *De Re medica,* lib. II, cap. **10**.
(3) *Comment. in Herm. Boerhavii aphorismos,* aph. 1200.
(4) *Phthisiologia,* cap. 8, p. 58; Lugduni, 1857. In-8°.

la saignée dans l'unique but d'éviter *inflammationem ipsorum pul-
monum*, vienne la prescrire aussi au dernier degré de la pneumonite tuberculeuse ; pourtant il ne faut pas lui faire un trop grand
crime de ce fait, lorsque l'on songe qu'il croyait le sang des tuberculeux plus bouillant que celui d'un athlète. Il ne faut donc pas le
regarder comme trop grand prônateur de la lancette, car il nous dit
aussi : *Venæ sectio ista* (UBI INDICATIONES ID POSTULANT *semel, bis,
vel ter,* DEBITIS INTERVALLIS, *celebranda est.* Ce qui est loin de vouloir dire qu'il faut sans cesse avoir recours aux évacuations sanguines, d'autant que quelques lignes plus haut il recommande la
saignée, mais surtout chez les individus doués d'un tempérament
pléthorique, et quelques lignes plus bas, chez ceux dont la maladie
aura une forme suffocante et qui cracheront le sang.

Sylvius de le Boë (1) emploie non-seulement la saignée du bras,
mais aussi celle du pied, mais c'est pour combattre d'une manière
efficace les hémoptysies intercurrentes.

Frédéric Hoffmann (2), dont nous parlerons à propos du traitement général qu'il a proposé, saigne aussi pour combattre l'hémoptysie.

Dower, Baumes, Gilchrist, Monro, prétendaient que la saignée était
le moyen le plus efficace pour cicatriser l'ulcère des poumons, ce qui
veut dire clairement qu'ils tiraient du sang à la troisième période de
la pneumonite tuberculeuse. Gilchrist (3) cependant recommande
d'être sobre du sang des tuberculeux, mais on croirait presque que
c'est par abus de langage, car il ordonne de leur en tirer assez.

Cullen (3) admet la saignée dans la pneumonite tuberculeuse, parce
que, dit-il, cette maladie est très-souvent inflammatoire, mais ne
l'est presque toujours que partiellement. Il finit par se rallier à l'idée

---

(1) *De Methodo medendi,* lib. ii, cap. 18.
(2) *Opera omnia,* t. III, p. 189 ; Genève, 1761.
(3) *Traité des différentes maladies ;* Paris, 1770. In-12.
(4) Traduct. de Caullet et Veaumorel, t. II, p. 122 ; Paris, 1788.

de Dower qui, trente ans auparavant, avait proposé de *petites* saignées répétées contre l'affection qui nous occupe.

En revenant chez les modernes, nous trouvons Brieude (1), qui,
dans la phthisie aiguë, recommande d'abord la saignée des bras, à
moins que le malade ne soit arrivé au dernier degré de la maladie
chronique, et qu'un coup de fouet quelconque ait changé l'état
chronique en état aigu.

Puis vient Demallet (2), qui ne repousse pas la saignée si l'affection pulmonaire tuberculeuse est au premier degré (2e selon nous),
et si le malade est fortement pléthorique.

Bayle (3) s'élève presque contre l'usage des saignées ; si le pouls
est plein et fort, dur et tendu, les crachats sanguinolents, il ordonne
d'abord les sangsues et quelquefois seulement la phlébotomie ; pourtant, en parlant des vésicatoires, il n'a plus l'air d'être de cet avis,
comme nous le verrons plus loin.

Lieutaud (4) est un ennemi juré des évacuations sanguines ; pour
lui, la lancette est un instrument de mort dans la phthisie. Mais nous
avons, à côté de cela, Portal (5), qui donne de grands, de trop grands
éloges au moyen que Lieutaud repousse si énergiquement.

Robert Thomas (6), dans son traitement de la pneumonite tuberculeuse, prescrit l'usage de la lancette au début, s'il y a oppression
et douleurs de poitrine très-violentes.

Clarck James (7) s'oppose, au contraire, à la saignée, ou du moins
veut que l'on ne s'en serve qu'avec une réserve extrême : en émet-
tant cette opinion, il s'appuie sur une idée que nous partageons

---

(1) *Traité de la phthisie pulmonaire ;* Paris, 1803. In-8°.

(2) *Phthisie pulmonaire ;* Paris, 1804. In-8°.

(3) *Récherches sur la phthisie ;* Paris, 1810. In-8°.

(4) *Précis de médecine pratique,* in-8°.

(5) *Traité de la phthisie pulmonaire,* in-8°.

(6) *The med. pract. of London,* 1828 ; in-8°.

(7) *A treatise on pulmonary consumption ;* London, 1835. In-8°.

complétement, c'est que l'on regarde la tuberculisation pulmonaire comme une maladie inflammatoire, tandis que l'inflammation est le produit du tubercule lui-même. C'est ainsi qu'il combat les idées de Broussais (1) et de ses élèves, qui veulent que la saignée soit pratiquée le plus près possible du début de la maladie et avec assez d'abondance pour arrêter les progrès de l'inflammation. Plus tard, néanmoins, ils ne la proscrivent pas, car, selon eux, elle est encore utile pour combattre l'élévation du pouls, la chaleur de la peau, en un mot tout ce qui annonce une réaction notable.

Si nous nous rapprochons encore davantage de ces dernières années, nous trouvons Valleix (2), qui place la saignée dans le traitement palliatif de la pneumonite tuberculeuse, et nous assure que quelques petites saignées ou des sangsues sur les parois de la poitrine ont de bons résultats, lorsqu'elles se trouvent unies aux émollients et au repos, s'il existe un peu de pneumonie ou de pleurésie ; c'est même, selon lui, une pratique générale que l'on ne saurait se dispenser de suivre.

Or peut-il, en dehors de toute médication, exister des tubercules dans le tissu pulmonaire, sans qu'il y existe en même temps de la pneumonie ou de la pleurésie ? nous ne le croyons pas ; et même nous croyons qu'il ne peut pas y avoir de pleurésie causée par la présence de tubercules, sans qu'il n'y ait en même temps de la pneumonie. Disons de suite que la proposition inverse n'est pas exacte. Il résulte de ce qui précède que Valleix conseillerait généralement la saignée comme traitement palliatif ; du reste, il n'est pas le seul moderne de cet avis : M. le Dʳ Bricheteau (3) la conseille aussi et admet qu'elle peut être utile dans le premier degré (2ᵉ pour nous) de la tuberculisation des poumons ; seulement il préfère celle du bras à toute autre,

---

(1) *Pathologie ;* Paris, 1835. In-8°.

(2) *Guide du médecin praticien ;* Paris, 1850. In-8°.

(3) *Traité des maladies chroniques ;* Paris, 1852. In-8°.

à moins d'indications particulières, comme lorsqu'il s'agit de rappeler les règles, le flux hémorrhoïdal, etc. etc.

Ainsi, voilà la saignée recommandée dans bien des occasions : par ceux-ci, contre l'hémoptysie ; par ceux-là, au début de l'affection contre l'état inflammatoire intercurrent ; par les uns, à un degré seulement de la maladie ; par les autres, à tous les degrés possibles ; mais, en résumé, tous ceux qui l'ordonnaient contre l'hémoptysie et tous ceux qui l'ordonnaient contre le symptôme inflammatoire n'avaient qu'un but bien reconnu, celui de combattre l'inflammation ; ils n'envisageaient pas la phlébotomie comme un moyen curatif, mais bien comme un simple palliatif. Broussais seul, avec son idée que la maladie était due à l'inflammation, pouvait prescrire la saignée générale répétée, les sangsues et les ventouses scarifiées, sans y regarder de si près, et croire que sa lancette était l'antidote du tubercule ; pourtant, malgré son erreur, c'était toujours le même état que ses devanciers qu'il combattait, avec cette énorme différence que, pour eux, cet état était un symptôme, et que, pour lui, c'était une cause.

En résumé, la saignée n'est donc prescrite que pour détruire l'inflammation. Eh bien ! s'il en est ainsi, malgré l'opinion de tous nos maîtres anciens et modernes, nous nous élèverons, autant que faire se pourra, contre toute espèce de saignée dans les affections tuberculeuses en général, et dans la pneumonite qu'elles développent en particulier. Que vous donniez la préférence à la lancette, aux sangsues ou aux ventouses scarifiées, nous repoussons tout ; et, pour fonder notre répulsion, nous nous appuierons sur la débilité des malades, débilité qui, si elle n'existe pas encore, va se présenter sous peu, et que l'on doit s'étudier à éviter autant que possible. Or, pour nous, une goutte de sang perdue inutilement est une cause d'affaiblissement à laquelle il faut regarder. Si l'état inflammatoire circumtuberculeux vient à se déclarer d'une façon assez intense, nous aimons mieux avoir recours à d'autres moyens antiphlogistiques que nous étudierons bientôt, et qui agissent si bien dans les pneumonies ou les pleurésies aiguës et beaucoup plus intenses que l'on a souvent à combattre dans une clientèle médicale.

Néanmoins, nous n'oserions pas dire qu'il ne faut jamais saigner dans la tuberculose. La médecine n'admet pas de ces axiomes-là. Seulement nous dirons que dans cette affection, et surtout dans sa localisation pulmonaire, on doit être avare du trésor humain et ne tirer du sang que dans les cas extrêmes. Il faut agir ici, comme dans bien des cas, avec une sage prudence, basée sur les symptômes de la maladie et sur les indications qui en découlent.

Ne doit-on pas toujours songer que le sujet affaibli est sous le coup de maintes altérations morbides, et que la présence des tubercules ne réduit pas à néant toutes les influences extérieures. Si donc vous allez bénévolement exténuer une économie sans y être fortement obligé ; si, en saignant votre malade, vous le placez sous le joug d'une nouvelle maladie, ne vous plaignez pas des accidents qui pourront survenir, c'est vous qui aurez tué votre client. Ce qui entraîne bon nombre de praticiens vers la saignée du bras ou la saignée locale, c'est que, presque toujours après l'emploi de l'un ou l'autre de ces moyens, il y a une rémission notable dans les symptômes, diminution de la douleur, de l'état fébrile, de la congestion pulmonaire, etc. etc., en un mot un mieux général, qui malheureusement ne se continuera pas longtemps. Qu'arrive-t-il le plus souvent ? Nous allons, élèves, suivre la visite dans un hôpital : Nous voyons un malade atteint d'une façon sérieuse, sur lequel pèse le diagnostic phthisie ; il vient d'entrer dans l'asile de la douleur, tous les symptômes de sa maladie sont au summun ; le chef de service prescrit une petite saignée ou quelques sangsues, ou même quelques ventouses scarifiées, et la visite continue. Le lendemain, les visiteurs ne font pas défaut, ils vont voir l'effet de la saignée, le malade est beaucoup mieux, il n'a plus que son rhume ; les élèves sont frappés de ce résultat ; ils se gardent bien de demander au chef de service l'action de la saignée sur la phthisie ; ils ont vu, ils croient avoir compris, d'autant plus que, quatre ou cinq jours

après, le malade a voulu sortir de l'hôpital, se jugeant parfaitement
en état de reprendre ses travaux. Cet homme était donc guéri?
Nullement. Mais comme on ne peut être partout, les élèves ne
voient pas ce malheureux rentrant dans un autre service trois
jours, trois semaines, un mois, quelquefois plus, après ce premier
traitement qui l'avait si bien guéri. Et eux, devenus docteurs, se
souviennent un jour que la saignée guérit certains cas de tubercu-
culose, et ils saignent, mais sans résultats favorables, au contraire
ils ont d'autant plus de mal à relever la force de leur malade
qu'ils ont été moins avares de son sang.

Voilà donc tout ce que vous retirerez de vos quelques palettes de
chair coulante (comme disait l'illustre Bordeu). En les soustrayant à
l'économie, vous allez bien avoir du mieux du côté de l'irritation
bronchique, votre malade sera content pendant quelques jours;
mais, par suite de l'affaiblissement général, la colorification sera
diminuée au lieu d'être augmentée, comme il serait plus convenable
que ce fût; les fonctions stomacales, déjà altérées par suite de l'état
général, le seront encore plus; le tissu cellulaire sera plus apte à
s'infiltrer de sérosité, et l'on finira par avoir une baisse notable
au thermomètre de la vie.

Si la saignée était utile dans la tuberculose et dans la pneumonite
tuberculeuse en particulier, ce serait seulement à notre avis dans
celle connue sous le nom de *tuberculisation pulmonaire galopante
ou aiguë*. Cela se comprend facilement. Il y a là devant nous, une
affection qui attaque très-bien des gens légèrement pléthoriques,
et de plus nous savons que sa marche sera rapide, comme son nom
l'indique, et finalement funeste, si l'art n'intervient pas assez énergiquement et assez tôt. Dans ce cas donc, oui, il faudra *quelquefois*
avoir recours à la saignée, surtout chez les sujets un peu forts.
Quant aux tempéraments lymphatiques, avant d'avoir recours à
l'émission sanguine nous devons toujours songer que nous avons le
tartre stibié à notre disposition; nous devons avant tout nous
demander si nous avons le temps d'attendre son effet sans redouter

d'accident ; s'il en est ainsi, la saignée sera prescrite, et si nous l'admettons chez les sujets sanguins, ce n'est que pour permettre au tartre stibié d'arriver, de faire son effet, et de ne pas trouver l'affection plus ancrée. Or, toutes les fois que vous aurez affaire à un malade intelligent, il saura vous faire appeler en temps opportun, pour que vous puissiez sans danger vous passer de la saignée.

Au reste, qu'est-ce qui peut entraîner la nécessité de l'émission sanguine dans la tuberculose ? En dehors de cette asphyxie produite par la pneumonite générale de la tuberculisation pulmonaire galopante, nous ne connaissons aucun cas où l'on ait la main forcée. Ne voyons-nous pas tous les jours le rhumatisme articulaire aigu traité par le sulfate de quinine céder aussi bien et souvent mieux, que celui enlevé à force de saignées ? N'avons-nous pas vu, dans le service de notre bien regrettable maître le Dr Legendre, n'avons-nous pas vu des pneumonites franches guéries sans l'emploi d'aucun traitement ? D'un autre côté, quand on a pour devanciers MM. Louis, Beau, Bennet, d'Édimbourg, Mitchell, etc., qui ont élevé leur savante éloquence contre les abus de la lancette, on peut se faire gloire de se ranger sous leur bannière. Pourtant nous voulons nous souvenir des paroles de M. le Dr Beau : « En thérapeutique il n'y a jamais de prescriptions absolues. »

Puisque nous nous trouvons ici jeté au milieu de l'inflammation et des antiphlogistiques, nous pensons que c'est le cas de parler de suite de la ventouse Junod ; nous l'avons vu appliquer plusieurs fois, et jusqu'à présent, nous devons l'avouer, toujours avec succès.

C'est surtout dans le cas où le praticien se trouve placé entre deux voix qui lui crient : saigne, ne saigne pas, qu'il pourra recourir avec avantage à ces grandes ventouses ; avec elles on peut combattre l'état fluxionnaire sans enlever à l'économie sa fibrine et ses globules sanguins ; comme avec la saignée, on soulage en peu de temps ; on dégage le tison cellulaire circumtuberculeux si disposé à produire des points inflammatoires ; on modère l'activité de la circulation à un degré que l'on peut fixer d'avance, de telle sorte que l'on ne permet pas aux poumons de se fatiguer à l'excès, et qu'on les laisse pourtant travailler assez pour entretenir une bonne calorification, dans les cas trop peu rares où la tuberculose s'est manifestée dans la masse pulmonaire.

Le Dr Junod s'exprime ainsi en parlant de sa méthode (1) : « Elle consiste dans une révolution puissante, qui se gradue cependant à volonté d'après les effets que l'on veut produire. Cette révulsion s'opère au moyen d'un appareil, qui faisant le vide sur une large surface du corps, y attire une masse de sang proportionnée à la force aspirante que l'on emploie ; c'est la méthode que nous avons nommée *hémospasique*, et qui consiste dans l'application de notre ventouse. Ses avantages peuvent se réduire aux suivants :

« 1° *Révulsion* et *congestion* sanguines artificielles sur une partie éloignée de l'organe malade, ordinairement sur l'une des extrémités inférieures ;

« 2° Révulsion toujours mesurée, graduée selon les effets qu'on veut produire, puisque l'instrument agit absolument dans une proportion géométrique ;

« 3° A la révulsion sanguine, s'ajoute naturellement de la chaleur, de l'action nerveuse...

« 4° Ce mouvement de révulsion se faisant toujours du centre à la périphérie est toujours salutaire dans le cours des maladies...

« On peut ainsi à volonté retirer instantanément de la circulation générale jusqu'à trois et même quatre kilogrammes de sang, et maintenir cet énorme déplacement aussi longtemps que le cas l'exige. »

Nous voyons d'après les quelques lignes qui précèdent quels avantages on peut tirer de la ventouse Junod. Ce n'est pas à un cas

---

(1) *Considérations sur les inconvénients et les dangers des saignées générales et locales trop répétées ;* Paris, 1849. In-8°.

seul de tuberculose qu'on peut l'appliquer, mais à tous les cas possibles où la tuberculose aura produit une inflammation qu'il faudra
combattre à tout prix pour ne pas voir en découler de sérieuses
complications.

Ainsi elle peut remplacer saignée, sangsues et ventouses scarifiées
non-seulement dans la pneumonite tuberculeuse, mais aussi dans la
ganglite tuberculeuse, la méningite tuberculeuse, la péritonite tuberculeuse, etc., cas où de rares auteurs, il est vrai, ont conseillé
d'user de ces moyens curatifs ou palliatifs ; Bayle prescrivait des
sangsues contre les crachats sanguinolents, comme nous l'avons dit
plus haut, et préférait ce moyen à la saignée.

Brieude admettait que quelques sangsues à l'anus pouvaient être
utiles dans le premier degré de la phthisie (2e), lorsqu'il y a un état
de phlogose du côté des poumons.

Inutile de citer de nouveau Valleix et Broussais, qui ajoutaient les
ventouses scarifiées aux sangsues.

Dans la *méningite tuberculeuse,* tous les auteurs se trouvent d'accord sür l'emploi des saignées locales. Il semble que tous sont
effrayés par l'aspect de la maladie, et qu'ils redoutent l'inaction devant la mort qui arrive ; ils ont raison de redouter l'inaction, mais
est-ce agir convenablement que d'avoir sans cesse recours aux
sangsues ?

Mon cher maître, feu le Dr Legendre, se rapprochait complètement des idées de Baudelocque quant à l'emploi de la sangsue dans
cette forme de la tuberculose ; c'est-à-dire qu'il la prescrivait volontiers appliquée sur la pituitaire, au nombre de une ou deux dans
chaque narine (du reste, cette coutume est prescrite aussi par
MM. Senn et Piet). Mais, peu de temps avant sa mort, il en était
revenu aux applications de sangsues aux apophyses mastoïdes, convaincu que l'écoulement sanguin que l'on produisait par les narines
n'amenait pas plus la guérison que celui obtenu aux apophyses, et,
qu'en outre, il avait l'inconvénient de faire couler du sang dans la
bouche ou l'arrière-gorge du petit malade.

On peut du reste appliquer les sangsues dans d'autres lieux que la pituitaire et les apophyses mastoïdes. Ainsi le Dr Séruin-Fontovy, d'Arreau (1), et le Dr Lesueur, de Vimoutiers (2), ont fait mettre les sangsues le premier, au ventre, le second, aux mollets, comme on le constate dans les observations qu'ils ont publiées.

Pour notre compte, nous n'avons jamais vu les sangsues amener une bien grande amélioration ; la céphalalgie semblait parfois diminuer un peu, le pouls tombait de quelques pulsations, mais bientôt la maladie reprenait son empire.

Ici, comme dans la pneumonite tuberculeuse, le but des émissions sanguines est donc de combattre l'état inflammatoire; mais, dans la méningite tuberculeuse, les progrès du mal sont souvent fort rapides, tandis qu'ils sont généralement lents dans les autres formes de la tuberculose ; aussi ne repoussons-nous pas les sangsues avec autant d'acharnement lorsqu'il s'agit de traiter cette affection. Nous avons même la conviction que le praticien appelé auprès d'un sujet atteint de méningite tuberculeuse, devra, s'il n'a pas sous la main une ventouse Junod, faire appliquer aux apophyses mastoïdes du malade des sangsues en nombre égal ou double, suivant l'intensité des symptômes, à celui des années du sujet, et laisser l'écoulement sanguin continuer jusqu'à ce que les autres moyens qu'il jugera convenable d'employer aient pu commencer leur action médicatrice.

Comme on le voit, nos sangsues sont encore ici acceptées sous la forme conditionnelle, forme que nous ne pouvons pas conserver à l'égard de la *ganglite tuberculeuse*. Bien que M. Guersant (3) nous dise qu'il faut appliquer quelques sangsues autour des ganglions en-

---

(1) *Gazette des hôpitaux,* 1858.

(2) *Journal de méd. et de chirurg. prat.* (1858), d'après les *Annales médicales de la Flandre occidentale.*

(3) *Dict. de méd.,* t. XIX, p. 202; sept. 1827.

flammés, nous nous en abstiendrons pour les mêmes raisons qui nous ont fait repousser saignées et sangsues dans la pneumonite tuberculeuse. Le praticien doit toujours savoir modérer l'inflammation periganglionnaire sans avoir besoin d'employer l'écoulement sanguin. Pourquoi, du reste, vouloir combattre si énergiquement cette inflammation? N'est-elle pas un effort de la nature pour expulser un corps malsain? Ne serait-il pas plus avantageux de la diriger d'une manière convenable et de s'en servir pour se débarrasser plus vite de l'affection ganglionnaire?

Peut-être y aurait-il un cas dans lequel les sangsues ne sembleraient pas inutiles, c'est lorsque, par suite de l'inflammation ganglionnaire, on peut redouter la compression d'organes importants, la carotide par exemple, ou bien la naissance d'un érysipèle. Mais encore dans ce cas il nous semble plus rationnel d'ouvrir immédiatement la masse enflammée avec le bistouri. On produira de cette façon un écoulement de sang qui fera tomber et l'inflammation et l'état fluxionnaire, sans pourtant éteindre complétement l'inflammation nécessaire à l'élimination des produits accumulés.

Si nous n'admettons pas les sangsues dans la forme de tuberculose qui nous occupe, à plus forte raison repousserons-nous les saignées que l'on voudrait nous conseiller d'introduire dans son traitement; aussi ne dirons nous rien de cette opinion.

Nous ne passerons pas en revue toutes les affections tuberculeuses dans lesquelles on a conseillé les antiphlogistiques, sans cela nous serions condamnés à nous répéter sans cesse. Nous nous contenterons de dire, qu'excepté dans les cas de *péritonite tuberculeuse aiguë* et d'*encéphalite tuberculeuse,* où l'on peut être obligé d'avoir recours aux sangsues comme dans la méningite de même espèce, qu'excepté ces cas, disons-nous, nous proscrivons les évacuations sanguines de quelque espèce qu'elles soient, puisque ces évacuations sont toujours faites dans le but palliatif de combattre l'état inflammatoire qui vient se joindre au développement du produit de la tuberculose, et ne s'attaque nullement à l'état général.

Peut-être dans cette vaste proscription paraîtrons-nous nous écarter complétement des opinions émises par notre premier maître, M. le professeur Nélaton, au sujet des tumeurs blanches. Nous espérons néanmoins qu'il n'en est pas ainsi, et nous nous permettrons une légère digression sur cet article.

Notre illustre maître, après avoir passé en revue les différentes affections confondues encore sous le nom de *tumeurs blanches*, arrive à poser un traitement avec lequel nous ne semblons pas d'accord, il est vrai. C'est ainsi que, s'appuyant sur les autorités scientifiques de Latta (1) et de Lisfranc, il conseille les applications réitérées de sangsues, et en grand nombre, sur les articulations atteintes de tumeurs blanches, médication sanglante que nous tâchons de repousser de tout notre faible crédit; mais il a soin de nous dire que ces évacuations sanguines ne s'adressent qu'à l'ostéite et à l'inflammation de la synoviale, et que du reste M. Brodie (2) repousse la saignée locale comme presque toujours inutile, dans les cas où la maladie s'est développée sur un sujet scrofuleux, En citant l'opinion de M. Brodie, notre cher maître semble vouloir nous mettre en garde contre l'abus des sangsues, et nous, de notre côté, en détachant des tumeurs blanches en général l'ostéite tuberculeuse et l'arthrite tuberculeuse qui en est la conséquence, nous nous croyons en droit d'éloigner les sangsues de ces affections, sans pour cela nous mettre en contradiction avec le maître qui dit (3) :

« Dans les cas de scorbut, de diathèse rhumatismale ou *scrofuleuse*, on emploiera les remèdes propres à combattre ces états constitutionnels. »

Les quelques lignes qui précèdent nous dispensent de nous étendre sur l'application des ventouses scarifiées, application qui entre aussi dans le traitement des tumeurs blanches. Ce qui nous a fait

---

(1) *System of surgery.*
(2) *Pathol. and surgic. obs.*, p. 240.
(3) Nélaton, *Éléments de pathol. chirurg.*, t. II, p. 216.

repousser les sangsues nous fait un devoir de repousser aussi les ventouses.

Néanmoins, car il faut toujours faire des restrictions, il est bien évident que l'on ne pourra pas faire un crime au praticien, se trouvant appelé auprès d'un malade atteint d'ostéite ou d'arthrite tuberculeuse, d'ordonner une vigoureuse application de sangsues ou de ventouses scarifiées, s'il se trouve dans un état inflammatoire épouvantable qu'il s'agira tout d'abord de calmer. Loin de devenir nuisible, cette conduite aura l'excellent résultat de permettre aux agents généraux qui seront employés concurremment, d'apporter leur action médicatrice sur les points malades. Non, ce que nous voulons, c'est que les sangsues ou les ventouses scarifiées ne constituent pas tout le traitement.

Nous pensons nous éloigner d'autant moins des préceptes du maître, qu'à propos de *l'épididymite tuberculeuse* et *du testicule tuberculeux*, il recommande (1) de combattre les symptômes inflammatoires par les émollients, le repos, la position, et d'éviter les applications de sangsues que plusieurs auteurs avaient conseillées dans cette manifestation de la tuberculose.

CHAPITRE II.

Révulsifs.

§ Ier. *Vésicatoire.* — Les vésicatoires comme les saignées ont été appliqués au traitement de la tuberculose depuis de longues années. D'après Cœlius Aurelianus (2), Thémison employait les exutoires

---

(1) Nélaton, *Éléments de pathol. chirurg.*, t. V, p. 562.

(2) Lib. II, cap. 14 (et non lib. XI, comme le dit M. Bricheteau), *de Morb. chron.*

dans la phthisie, en faisant établir des ulcères à l'extérieur afin d'y attirer les humeurs. D'après cela, nous nous croyons en droit de penser que Thémison se servait de vésicatoires, ou tout au moins de cautères, non pas pour combattre l'état inflammatoire, comme le font beaucoup de modernes, mais pour s'attaquer à l'élément même de la maladie. Inutile de dire qu'Aurelianus se range à l'avis de Thémison.

Morton (1) conseille leur application aux bras ou entre les épaules. Chez lui il y a une double idée ; son vésicatoire dorsal est fait pour combattre l'inflammation interne et n'est que volant, tandis que ceux que l'on met aux bras peuvent suppurer et combattre l'état général.

Plus près de nous, nous trouvons Brieude (2) qui nous dit que les vésicatoires sont indiqués quand il faut dégorger un organe ou déplacer une humeur stagnante, et qu'ils sont préférables à tout autre traitement, pour diminuer le sang et la lymphe, mais il les repousse complétement quand la maladie est trop avancée. Cet auteur se fonde lui-même sur Leroi (3), qui prétend que le vésicatoire et le sainbois sont plus utiles que le cautère, et sur Wauthers (4) qui défend le vésicatoire et le moxa, lorsqu'il y a ulcère du poumon, et que le malade crache du pus. En outre, il ordonne aussi le vésicatoire dans la pneumonite tuberculeuse aiguë ; en cela, il se trouve en contradiction avec bien des auteurs modernes qui repoussent cet exutoire toutes les fois qu'il y a un état fébrile.

Brieude (5) a fait placer ses vésicatoires en différents points du corps, tantôt c'était à la nuque, d'autres fois, comme Morton, entre les deux épaules ; ou bien sur les bras, sur les côtés de la poitrine ; mais c'est surtout lorsqu'il les ordonnait sous le creux des aisselles

---

(1) Ouvrage cité.
(2) Ouvrage cité.
(3) Brieude, *loc. cit.,* p, 290.
(4) Brieude, *loc. cit.,* p. 290.
(5) *De la Phthisie pulmonaire;* Paris, 1804. In-8ᶜ

qu'il en retirait les meilleurs effets, relativement, dit-il, à la marche du système lymphatique. Que cette cause soit la vraie ou non, il n'en est pas moins vrai que c'est en ce lieu que nous aussi, nous avons vu les vésicatoires avoir le plus de succès. On voit que l'auteur dont nous parlons avait étudié sérieusement la question des révulsifs vésicants, car il veut que, si un vésicatoire commence à sécher plutôt qu'il ne le désire, si ses bords sont rouges et irrités, on essaye de le rétablir en appliquant dessus des cataplasmes émollients, des fomentations de même espèce; il avait surtout remarqué que les bains tièdes avaient une grande influence pour rappeler la suppuration prête à s'éteindre; mais nous dirons de suite que l'on doit s'abstenir autant que faire se pourra de ce dernier moyen, dans la crainte qu'un malade peu soigneux ne s'expose au refroidissement.

Demalet abandonne les théories de ses devanciers; pour lui les vésicatoires sont des moyens puissants; ils produisent sur le système cutané une excitation vive qui paralyse la sensibilité morbifique; ils font cesser l'irritation de la poitrine par l'irritation qu'ils déterminent sur la peau. C'est la sensibilité qu'ils mettent en jeu qui produit leur efficacité, et non pas la propriété qu'ils ont de produire l'écoulement de la matière morbifique; aussi ne veut-il pas les voir placés à demeure, et conseille-t-il de les promener d'un point à un autre.

Malgré cette théorie toute de sensibilité, on comprend très-bien que ce médecin ait eu des résultats satisfaisants; car ses vésicatoires sans cesse promenés sur le corps agissaient comme antiphlogistiques, ils produisaient des espèces de saignées blanches qui soulageaient les malades et leur faisaient croire à une guérison chimérique, surtout lorsque ce genre de traitement était employé dans le premier degré de la maladie (2e degré pour nous).

Bayle (1) emploie les vésicatoires comme de vrais remplaçants de

____

(1) *Loc. cit.*

la saignée, et la meilleure preuve que l'on puisse en donner, c'est qu'il les ordonne contre les crachements de sang, lorsque ce dernier est très-liquide et que le pouls étant faible et mou, on ne peut pas avoir recours à l'émission sanguine. Au surplus, ce n'est pas dans ce cas seul qu'il prescrit cet exutoire, il le tourne aussi contre la manifestation de la diathèse générale qui, avant d'exercer ses ravages sur les poumons, détermine dans divers organes et même dans la poitrine, des symptômes de pléthore, ou au moins de prédisposition générale aux inflammations *partielles*. Bayle suit donc l'ancien sentier, c'est l'inflammation qu'il combat, mais seulement avec des vésicatoires volants, et nous trouvons sur la même route M. Louis qui use aussi de l'emplâtre vésicant, mais défend de l'appliquer sur les bras des enfants lymphatiques, que l'on prétend ainsi mettre à l'abri de l'envahissement du tubercule.

M. William Stockes, comme nous le verrons en parlant de son traitement, se sert du vésicatoire, et le place sous les clavicules et sur les bords du sternum; afin d'agir plus efficacement sur le sommet du poumon, il finit par convertir la surface de ses vésicatoires en cautères.

Valleix, sans nous dire franchement qu'il ne veut *pas employer* le vésicatoire, nous démontre plus ou moins clairement qu'on ne l'a employé que pour hâter la résolution de l'inflammation, idée qui lui semble chimérique; Il ne lui trouve qu'une action incontestable, c'est d'exciter vivement, trop vivement même, la sensibilité du patient, et de rappeler un mouvement fébrile qui vient quelquefois de disparaître. Tout en convenant avec ce savant maître que l'exutoire qui nous occupe a souvent été prescrit à tort et à travers, nous ne pouvons pas accepter complétement ses idées. Placé dans les périodes ultimes de la maladie, alors qu'il y a déjà une vaste suppuration qui se fait par les bronches, il ne peut évidemment que devenir une nouvelle source de débilitation; mais, prescrit sagement dans notre premier degré, nous croyons que l'on peut en retirer de bons effets.

M. Bricheteau veut bien admettre l'usage du vésicatoire à une époque peu avancée de la maladie, afin d'attaquer l'état d'irritation et de phlegmasie déjà combattu par les antiphlogistiques; pour lui c'est simplement un succédané de la saignée; car, comme elle, il le recommande surtout lorsque la tuberculisation est la suite d'une suppression d'excrétion habituelle, disant comme Stoll : «Non suppuratio, sed stimulus prodest. »

M. le Dr Tiercelin repousse le plus souvent les révulsifs cutanés, et partant le vésicatoire, tout en reconnaissant l'amélioration qu'ils peuvent produire dans l'état du poumon, si on sait les employer d'une manière convenable, fait qui est d'un incontestable véracité.

De même que la saignée n'avait pas été conseillée seulement contre la forme de tuberculose que nous dénommons *pneumonite tuberculeuse*, de même le vésicatoire s'est appliqué à d'autres affections ayant pour point de départ le tubercule. Puisque ce révulsif avait semblé combattre avec efficacité l'inflammation pulmonaire, on a songé à en appliquer des calottes sur le cuir chevelu des malades frappés de méningite tuberculeuse, mais les effets que l'on en attendait ne se sont pas souvent confirmés; aussi est-ce aujourd'hui un moyen auquel on n'a plus recours que bien rarement; tantôt on voit le vésicatoire appliqué à la nuque, tantôt aux cuisses ou bien aux jambes. On a cité quelques cas où ces vésicatoires avaient semblé produire un bon résultat, mais que peut-on affirmer lorsqu'on les voit s'élancer au milieu d'un traitement des plus complexes; pourtant ils ont une action que l'on ne peut plus refuser, c'est leur action d'irritation cutanée; on peut concevoir que quelques vésicatoires, placés sur le corps d'un enfant lui produisent une espèce d'hémorrhagie nerveuse, qui ait du retentissement sur l'affection inflammatoire locale, mais la non-identité de ces deux états nous semble repousser une pareille conception de l'esprit, d'autant plus que le vésicatoire, comme nous l'avons déjà dit, ne produit le plus souvent qu'une augmentation de la fièvre.

Employé dans la pneumonite et la méningite tuberculeuses, le vésicatoire a été vanté aussi dans la péritonite de même espèce, surtout si elle est devenue chronique. Dans ce cas on l'a appliqué sur l'abdomen, soit en plusieurs fois, soit en une seule, en employant un large emplâtre vésicant ; mais les résultats, comme dans bien d'autres cas, n'ont pas été favorables.

Dans les tumeurs blanches, le vésicatoire n'a pas été omis. M. le professeur Nélaton (1) nous dit que l'on en retire de bons résultats. Mais ici, comme dans les applications de sangsues et de ventouses scarifiées, nous ne pensons pas encore renier ses savantes leçons en n'acceptant pas ce genre de traitement dans l'ostéite et l'arthrite tuberculeuse, cela pour les mêmes raisons qui nous ont fait proscrire les sangsues. Ici même, nous irons plus loin, nous regarderons le vésicatoire comme plus nuisible qu'utile. Ce n'est pas avec un remède qui doit agir en vingt-quatre heures, que l'on peut combattre un état inflammatoire qui demande un traitement prompt et certain, et l'on s'expose à avoir des accidents dans le genre de ceux que rapporte A. Cooper, d'après son collègue Wilson Cruttvell.

§ II. *Cautères.* — Nous passerons ensuite en revue les autres révulsifs avant de tirer quelques conclusions de leur usage, nous fondant sur ce que tous ont été le plus souvent prescrits contre l'état inflammatoire, et que par conséquent ce que l'on pourra reprocher à l'un pourra aussi s'appliquer à l'autre.

Les cautères, par leur antiquité, ne le cèdent en rien au révulsif précédent. Euriphon et Orchigène (2) couvraient leurs malades phthisiques de cautères. C'est surtout dans la dernière période de la maladie qu'ils agissaient ainsi.

Celse (3), pour ne pas dégénérer, veut que si la phthisie passe au deuxième degré (dernière période de la maladie d'Euriphore et

---

(1) *Loc. cit.*, t. II, p. 219.

(2) *Loc. cit.*

(3) *De Re medica,* lib. II, cap. 22.

d'Archigène), on fasse avec un fer chaud un ulcère sous le menton, un autre à la gorge, deux vers les mamelles, un nombre égal au bas des omoplates, et qu'on ne les laisse pas se fermer avant que la toux ne soit éteinte.

Il est à craindre que ses malades n'y aient été condamnés jusqu'à leur dernier jour.

Gilchrist (1), revenu à des idées qui nous semblent plus saines, recommande l'application des cautères, surtout au commencement de la maladie tuberculeuse, mais pourtant il ne les exclut pas complétement lorsque des périodes plus avancées se sont établies.

Baumes (2) est plus explicite, il n'admet ce genre de révulsif que dans les premiers progrès du mal, ce qui porte à croire qu'il les applique lorsque la maladie est sur le point de passer au deuxième degré des auteurs; mais, selon lui, il n'y a que le cautère appliqué à la manière d'Hippocrate qui puisse être utile.

C'est ici le lieu de dire que le Dr Mudge déclare que dans le commencement de la tuberculisation pulmonaire, lorsqu'il y a peu de tubercules développés, et que l'on observe qu'une toux sèche et incommode, on obtient de bons effets avec les cautères ouverts au dos; mais, selon lui, il faut joindre à ce traitement les rafraîchissants, ce qui n'est rien, mais aussi les saignées, chose sur laquelle nous nous sommes expliqué; et enfin le lait d'ànesse et le régime végétal.

Wauthers, médecin flamand, auteur d'un mémoire sur les exutoires, conclut à l'utilité des cautères pour la guérison des phthisies, et d'après Brieude (3), il voudrait même qu'on ouvrît un cautère de bonne heure pour se préserver de la phthisie héréditaire.

Rivière (4), contemporain de Nauthers et de Brieude, cite un cas

---

(1) *Utilité des voyages sur mer;* Paris, 1770, p. 222. In-12.

(2) *Traité sur la phthisie;* Paris, 1798.

(3) P. 290.

(4) Observation 61.

de phthisie guérie avec une saignée et un cautère placé sous chaque aisselle.

Brieude (1), fidèle à la théorie qu'il avait émise à propos du vésicatoire, repousse l'emploi du cautère actuel qui, selon lui, dérive beaucoup mieux qu'aucun vésicatoire le fluide nerveux, mais dérive tard la lymphe ; et comme le but de cet auteur est d'agir sur les humeurs, il accepte, à la rigueur les cautères établis avec toute autre chose que le cautère actuel ; c'est en vertu de ce principe qu'il n'admet pas l'usage du moxa en général.

Demalet (2) au contraire, ne combattant que l'état nerveux, accepte volontiers les cautères, mais à la condition que, comme les vésicatoires, on ne les placera pas à demeure.

Disons de suite que c'est en vertu de sa théorie qu'il admet aussi les sétons, les moxas et les ventouses, moyens puissants pour paralyser la sensibilité morbifique ; et que d'un autre côté Bayle accepte aussi tous ces genres de révulsifs, mais pour combattre la diathèse générale.

Williams Stockes, comme nous l'avons dit, change ses vésicatoires en cautères au moyen du pansement qu'il applique.

M. Bricheteau (3) garde le cautère pour le deuxième degré de la phthisie (3ᵉ pour nous), afin de déterminer avec lui une révulsion énergique ; pour cela, il les place près du siège du mal, comme sous les clavicules ou dans les fosses sous-épineuses ; seulement nous ne pouvons partager avec lui l'idée qu'il émet en disant : « Il est possible même que l'inflammation qu'ils produisent se propage par l'intermédiaire du tissu cellulaire, et par une suite de contiguïté à la masse tuberculeuse ou au foyer d'une caverne qui tend à s'oblitérer, et que cette inflammation artificielle puisse hâter le travail salutaire

---

(1) *Loc. cit.*
(2) *Loc. cit.*
(3) Ouvrage cité, p. 215.

de la nature. » Voilà pourquoi et dans quel but cet auteur moderne multiplie les cautères.

Nous comprenons très-bien que l'on ose tenter d'entrer dans une caverne au moyen d'un cautère, lorsque cette caverne est bien diagnostiquée, et que, par suite des adhérences que l'on a provoquées, on arrive à évacuer le pus qu'elle contient, sans en laisser tomber dans les plèvres, et à conduire la cicatrisation. Mais placer des cautères pour que l'inflammation se propage à la masse tuberculeuse, nous semble une idée entièrement en désaccord avec tous les efforts de la science, qui jusqu'à ce jour a toujours essayé de combattre l'état inflammatoire indubitablement lié à la production de la tuberculose. En effet, si le sommet d'un poumon est tuberculeux, il peut fort bien arriver qu'un peu au-dessous de ce sommet il se trouve quelques tubercules jetés çà et là, au milieu du tissu pulmonaire, tubercules qui n'auront pu être diagnostiqués d'une manière certaine. Or, si nous appliquons des cautères pour propager une inflammation aux productions tuberculeuses du sommet du poumon, nous allons non-seulement influencer ce sommet, mais aussi la partie qui environne une partie des tubercules inférieurs, et par suite celle qui environne complétement ces mêmes tubercules ; car du moment où c'est la contiguité qui doit engendrer l'inflammation de proche en proche du cautère au sommet pulmonaire, nous serons là dans les meilleures conditions possibles pour la voir se propager des tubercules supérieurs à ceux placés un peu plus bas ; et alors, au lieu d'avoir seulement affaire à un sommet de poumon tuberculeux, nous aurons de plus à combattre une pneumonite partielle.

Pourtant nous voulons bien admettre que le sommet du poumon soit seul atteint, que le mal soit parfaitement localisé. La maladie est au deuxième degré des auteurs ; on applique un cautère pour produire de l'inflammation : si cette inflammation a lieu comme on le désire, et elle aura lieu si on pousse le cautère assez profondément, il doit se produire tout d'abord des adhérences entre la plèvre costale et la plèvre viscérale. Ces adhérences étant établies, que va-t-il arriver?

Du côté du poumon, il y a des tubercules; mais, bien que nous nous trouvions au deuxième degré, cela ne veut pas dire qu'ils soient tous ramollis. J'en suppose donc deux dans ce dernier état.

Si le cautère est poussé profondément, il finira, après un temps plus ou moins long, par transpercer la paroi pectorale, et parviendra au premier tubercule ramolli, que nous voulons bien placer assez près de la surface pulmonaire pleurale, pour que l'on n'ait pas été forcé d'oblitérer quelques cellules pulmonaires de plus, pour arriver jusqu'à lui. Le tubercule se crève, le pus s'écoule, il se produit même une cicatrice. C'est bon pour celui-ci, mais le deuxième tubercule ramolli qui était derrière le premier, par exemple, que devient-il? Faut-il aller le chercher aussi en poussant le cautère au milieu du poumon? Faut-il parvenir jusqu'à lui avec un bistouri? Mais, en supposant que l'un de ces moyens mène à bien, comment va-t-on se comporter à l'égard des autres tubercules encore à l'état cru? Faut-il laisser ouverte la plaie fistuleuse jusqu'à ce qu'ils se soient ramollis et vidés par ce chemin? ou doit-on hâter la cicatrisation de cet ancien cautère? Voici les résultats auxquels on arrive en poussant le cautère profondément s'il y a de nombreux tubercules; supposons donc que nous le laisserons appliqué sur la poitrine sans chercher à le faire pénétrer. La réunion des deux feuillets de la plèvre est faite. Un tubercule se rompt et le pus qu'il renferme est bien obligé de passer par les bronches; c'est, si nous voulons, le premier tubercule dont nous avons parlé tout à l'heure; il a de bonnes dispositions à la cicatrication, mais le collement des plèvres, brillant résultat du cautère, empêche le rapprochement des parois, et sa cavité reste béante, sécrétant du pus tant qu'elle peut. Quelque temps après, le deuxième tubercule se vide aussi; même cérémonie que pour le premier. Bientôt c'est le tour d'un troisième, et enfin il n'y a bientôt plus qu'une réunion de cavernes pour constituer le sommet du poumon. Où est l'avantage du cautère?

Quant à nous, nous ne l'admettrons jamais que dans le cas où nous aurons été assez heureux pour constater l'existence d'un ou de deux tubercules, ou d'une ou de deux cavernes, parce qu'alors il nous prouvera l'avantage de nous réunir les deux plèvres, et nous donnera la permission d'arriver directement sur le foyer du mal.

M. Bricheteau, du reste, emploie le cautère aux dernières périodes de la phthisie, et, d'après les cliniques de l'hôpital Necker (1), il en retirerait de si grands avantages que, par suite des améliorations obtenues, plusieurs malades auraient pu reprendre leurs travaux.

M. le Dr Guirette (d'Olorons, Basses-Pyrénées) cite un cas de pneumonite tuberculeuse où l'application d'un cautère au niveau d'une caverne amena la perforation de la paroi thoracique, l'écoulement du pus contenu dans la cavité tuberculeuse, la cessation des phénomènes symptomatiques et la guérison dans un délai de dix jours. Déjà deux fois le Dr Guirette avait remarqué ce fait, mais il avait perdu ses deux premières observations lorsqu'il a publié celle du cas dont nous parlons.

On trouve dans la science un autre cas de guérison analogue chez un tuberculeux ne portant qu'une seule caverne; l'observation due au Dr G.-B. Sweling est tellement incomplète qu'elle ne dit pas d'une manière positive si la fistule pectorale est la suite d'une application de cautère ou de toute autre cause. Notons aussi que M. le Dr Aussandon a proposé l'emploi des cautères contre la phthisie pulmonaire. Pour cela faire, il soumet les tuberculeux à l'action du chloroforme, afin d'appliquer sous chaque aisselle, et en commençant par le côté le plus affecté, cinq cautères de la largeur d'une pièce de 5 francs en argent, et cela à 4 centimètres de distance les uns des autres. Nous y reviendrons à l'article *Traitements particuliers*.

La pneumonie tuberculeuse est la seule forme de tuberculose dans laquelle on ait tenté assidûment l'usage des cautères. Dans toutes

---

(1) *Gazette médicale*, 8 septembre 1838; clin. de l'hôp. Necker.

les autres, on les a bien vu conseillés quelquefois, mais si peu souvent et avec si peu de succès qu'ils ne sont pas entrés dans la thérapeutique de ces autres formes. Il en est pourtant une dans laquelle on s'en est bien trouvé, nous voulons parler de l'ostéite vertébrale tuberculeuse (mal de Pott). Pott leur avait donné la préférence, Boyer a suivi son exemple, et M. Nélaton les conseille aussi de préférence à tous les autres révulsifs. Pour en retirer tous ces bons résultats promis, il faut avoir soin de les faire placer avant la formation de l'abcès par congestion, qui se lie presque toujours à l'affection qui nous occupe ; en ayant ce soin, ils offrent l'avantage de pouvoir être entretenus très-longtemps, puis supprimés graduellement, et de cette façon on peut leur faire combattre l'inflammation qui tend toujours à se produire dans le tissu médullaire et dans ses enveloppes.

§ III. *Séton.* — Le séton, bien qu'employé encore assez souvent, est cependant loin d'avoir eu autant de partisans que le cautère. Ceux qui l'ont prescrit contre la pneumonite tuberculeuse l'ont tous fait dans le but d'agir par dérivation.

Brinde (1), par exemple, qui le faisait placer sur les côtés de la poitrine ; Pringle, Hildamus, Fouseca, qui lui avaient assigné le même lieu d'élection. Brieude aimait mieux un vésicatoire entre les deux épaules qu'un séton à la nuque, comme on les ordonnait de son temps ; il trouve au vésicatoire une action plus active.

Bordeu et Portal avaient choisi la partie interne du bras ; d'autres préféraient l'espace compris entre les deux épaules.

M. Rostan (2) l'a fait appliquer sur les parois de la poitrine, au niveau du point où siége la lésion du poumon, et a vu quelquefois disparaître des symptômes graves dus à la fonte tuberculeuse.

M. Bricheteau suit la méthode de M. le professeur Rostan.

---

(1) *De Phthiseos hecticæ quadiscrimine et setaceorum utrobique usu.*
(2) *Journal de méd. et de chir. prat.*, 1835.

Dans la méningite tuberculeuse, on a quelquefois appliqué le séton à la nuque, mais sans avantages marqués ; on s'en est abstenu en général dans les autres manifestations de la tuberculose.

§ IV. *Moxa.* — L'action du feu, dans les maladies qui viennent accabler l'espèce humaine, a été constatée depuis des temps infinis ; les sauvages eux-mêmes avaient remarqué les bons effets que l'on pouvait en retirer, et les anciens, en l'appliquant avec raisonnement, étaient arrivés à vanter cette thérapeutique. Nous avons vu, en effet, que Celse appliquait des cautères au moyen d'un fer chaud.

Wauthers prétend avoir guéri un cas de phthisie avec l'usage du moxa, aussi en reconnaît-il l'efficacité, excepté toujours s'il y a ulcère du poumon.

Brieude, qui repousse le feu avec véhémence, a pourtant employé le moxa dans des phthisies qu'il appelle scrofuleuses ou du genre mou, et dans lesquelles il l'a vu réussir assez bien. Il est probable que la proscription du moxa, faite par cet auteur, n'avait rapport qu'aux nombreuses variétés de phthisies reconnues à cette époque et différant complétement de celle qui peut prendre le nom de pneumonite tuberculeuse.

Demalet, trouvant encore dans le moxa, comme dans les révulsifs précédents, un agent capable de combattre l'état nerveux, l'accepte avec empressement ; tandis que Bayle s'en empare pour lutter contre la diathèse tuberculeuse.

Pouteau (1), chirurgien de Lyon, en a retiré quelques bons effets, et MM. Rilliet et Barthez disent que les moxas appliqués à la nuque auraient procuré quelques résultats satisfaisants dans le traitement de la méningite tuberculeuse. Une fois, entre autres, l'application de quatre moxas à l'eau chaude sur la partie postérieure de la nuque fit cesser un état comateux complet ; mais l'amélioration ne se soutint pas.

---

(1) OEuvres posthumes de Pouteau.

Dans la péritonite tuberculeuse, on a essayé les moxas, mais rien ne prouve qu'ils aient été de quelque utilité : il en est de même au sujet de l'arthrite tuberculeuse. Nous devions presque nous attendre à ces résultats ; car vésicatoires, cautères, sétons, moxas, lorsqu'on les place avec l'intention d'obtenir de la suppuration, ne constituent plus que des exutoires, tandis que c'est surtout sur leur action révulsive que l'on avait compté.

§ V. *Fer rouge.* — Ce moyen trouve naturellement sa place à côté du moxa, dont il ne diffère, dans la plupart des cas, que par la façon dont il est appliqué.

Nous avons vu, en effet, que l'on peut s'en servir pour appliquer des cautères, mais le plus souvent son emploi est purement révulsif, et donne alors lieu à ce que l'on appelle boutons de feu, cautérisation transcurrente.

M. Ricord (1), en 1829, employait avec succès contre les adénopathies strumeuses la cautérisation ponctuée multiple, à l'aide d'un fer chauffé à blanc; il touchait superficiellement avec le fer, un nombre de points, variables avec le volume du ganglion ou de la masse ganglionnaire. L'opération était répétée tous les cinq ou six jours jusqu'à la guérison radicale. Le premier jour, aucune application locale n'était faite, mais à partir du lendemain on appliquait des compresses trempées dans l'eau blanche, du chlorhydrate d'ammoniaque en solution ou de la teinture d'iode, et sur trente malades on eut une moyenne de temps de vingt jours.

Frappé des bons résultats qu'il avait obtenus dans l'engorgement ganglionnaire purement scrofuleux, M. Ricord a essayé dans le tubercule du testicule de mettre à profit la cautérisation ponctuée, et il paraîtrait que ses premiers essais ont fait espérer pour l'avenir (2).

---

(1) *Journal gén. de méd.,* novembre 1829.
(2) *L'Union médicale,* 1856.

Pour nous, nous avons vu le fer rouge employé dans un cas de tubercule des os du métatarse; plusieurs séquestres s'étaient déjà fait jour au dehors, le pied était gonflé énormément et un pus séreux s'écoulait par les ouvertures de quelques fistules. La question de l'amputation avait même été agitée un moment, mais la présence d'une pneumonite tuberculeuse, déjà arrivée à notre second degré, avait arrêté la main de l'opérateur. On résolut l'emploi du fer rouge, qui fut plongé hardiment dans les trajets fistuleux. Le pied fut entouré de compresses trempées dans l'eau froide, afin de diminuer la douleur, et l'on attendit. Quelques jours après commença à s'écouler un pus de bonne nature, qui fut bientôt suivi de petits fragments osseux, puis petit à petit l'inflammation se calma, les fistules se fermèrent, et le pauvre diable pouvant marcher, on le renvoya dans sa famille muni de son congé. Ce fait, du reste, n'est pas sans précédents dans la science ; car Brieude plongeait, bien avant nous, le fer rouge dans les abcès qui se liaient à une carie osseuse, ce qui nous fait présumer qu'il devait le faire dans l'ostéite tuberculeuse inconnue à cette époque.

La cautérisation transcurrente a aussi été conseillée contre les arthrites tuberculeuses. Nous ne saurions assurer qu'elle n'est pas utile dans certains cas, mais nous la pensons moins favorable dans ce cas que dans la tumeur blanche véritable.

On a même essayé de l'opposer à la carie vertébrale du mal de Pott.

§ VI. *Pommade stibiée et emplâtres stibiés.* — La pommade et les emplâtres stibiés tiennent une large place parmi les révulsifs prônés contre la tuberculose, place que nous n'essayerons pas de leur ravir, persuadés qu'ils ont encore plus de vertu contre cette identité morbide qu'on ne leur en suppose.

En pommade, l'émétique a été appliqué à presque toutes les affections tuberculeuses; dans la pneumonie, en frictions sur la poitrine, sous les clavicules; dans la péritonite, en frictions légères sur le ventre; dans l'ostéite, en frictions sur le point affecté; mais dans l'ostéite vertébrale tuberculeuse, M. Nélaton le repousse comme n'étant pas assez actif, du moins nous pensons qu'il ne l'accepte pas, puisqu'il dit : « Ces frictions irritantes ont trop peu d'action (1), » et que la pommade stibiée tombe dans cette catégorie. Ce qui nous porte à être moins proscripteur envers ce médicament, c'est qu'il contient un principe absorbable par la peau et sur lequel nous fondons bien des espérances, comme on le verra par la suite, et que dans la méningite tuberculeuse on lui reconnaît une action assez rapide et assez favorable. Peut-être le manque d'activité, qu'on lui reproche dans l'ostéite vertébrale tuberculeuse, tient-il à ce que cet élément thérapeutique n'a pas été employé avec tout le soin désirable et sous la forme la plus convenable.

Dans la méningite tuberculeuse, le tartre stibié, appliqué sur la tête préalablement rasée, a surtout été préconisé par M. le Dr Hahn, médecin de Vienne (2), qui dit avoir obtenu des résultats extraordinaires. Voici, du reste, comment il procède : après avoir fait raser le cuir chevelu, il le frictionne avec un tampon enduit de pommade stibiée, faite dans les proportions de 50 pour 100 de tartre stibié. La surface frictionnée est ensuite recouverte d'un morceau de taffetas gommé, et l'opération est répétée de deux heures en deux heures. Après vingt-quatre heures, on constate une éruption abondante.

M. le Dr Seruin-Fontony (3), dans l'observation qu'il a publiée, avait déjà employé en vain les sangsues, les vésicatoires, les purgatifs, lorsque l'application de pommade de Hahn, sur les pariétaux, vint retirer son malade du coma et lui permettre d'obtenir une guérison.

De son côté, M. le Dr Lesueur, de Vimoutiers, a publié dans les

---

(1) *Éléments de pathol. chirurg.*, t. II, p. 118.
(2) *Archives gén. de méd.*, avril 1849.
(3) *Gazette des hôpitaux*, janvier 1858.

Annales médicales de la Flandre occidentale (1), cinq cas de méningite tuberculeuse sur lesquels il a obtenu trois guérisons avec l'usage de la pommade stibiée.

M. Lesueur avait fait une légère modification à la pommade du médecin de Vienne; au lieu d'employer l'émétique et l'axonge seuls, il avait employé de l'huile de croton-tiglium dans les proportions suivantes :

Huile de croton tiglium   19,50

Tartre stibié. . . . .⎫

Axonge. . . . .⎭ ãã 3 grammes.

Nous voyons de plus qu'au lieu d'être à 50 pour 100, cette pommade se trouvait à 100 pour 100; aussi, dans une des observations qu'il rapporte, a-t-il noté que le soir même du jour où l'on avait commencé les frictions, les pustules ont commencé à paraître.

Lorsque nous disions, il n'y a que quelques instants, que l'émétique ne nous avait pas semblé avoir été employé de la façon la plus convenable dans l'ostéite tuberculeuse en général et dans la forme vertébrale en particulier, nous voulions faire allusion à la pommade du Dr Lesueur; car nous pensons que si dans un cas d'ostéite vertébrale tuberculeuse, seul genre d'ostéite tuberculeuse qui, à notre avis, demande l'usage de la pommade stibiée ; que si, dans un de ces cas, disons-nous, on avait essayé la pommade contenant une demi-partie de tartre stibié, il est probable que l'on aurait obtenu de bons résultats. Dans ces cas on conseille l'application de quatre cautères, deux de chaque côté de la colonne vertébrale; ces cautères sont appliqués le même jour et à la même heure. Qu'en résulte-t-il ? C'est qu'il y a d'abord une vive action qui se produit; puis, au bout de quelques heures, cette action s'éteint, pour ne donner lieu à la suppuration que l'on cherche à établir que quatre jours après au plus tôt. Si, au lieu d'appliquer vos cautères vous commencez par

---

(1) *Courrier médical*, 10 février 1858.

appliquer sur la colonne vertébrale une couche légère de collodion, disposée de telle façon qu'elle intercepte sur chaque côté de l'épine dorsale deux fenêtres carrées, vous obtiendrez ainsi quatre surfaces isolées l'une de l'autre, et sur lesquelles vous pourrez successivement appliquer votre pommade stibiée. Le premier jour, le carreau n° 1 se trouvera déjà enflammé; le deuxième jour, il y aura des pustules, et le n° 2 que vous frictionnerez seulement ce jour-là ne jouira encore que de l'inflammation primitive, et ainsi de suite; en ayant soin de réappliquer de la pommade stibiée sur chaque surface qui sera séchée, on entretiendra une surface suppurante qui aura peut-être le double avantage de dériver l'inflammation et la suppuration.

Afin de ne pas être obligé de faire plusieurs frictions dans la même journée, on pourrait faire ici comme on fait souvent dans la pneumonite tuberculeuse, c'est-à-dire appliquer un emplâtre fortement stibié de la grandeur voulue.

Jusqu'à présent nous ne connaissons aucun essai tenté vers le but que nous proposons.

Notons enfin qu'on a fait un emplâtre dans lequel il entre de l'ipécacuanha, et qui est destiné à remplacer l'emplâtre stibié; nous en dirons quelques mots en comparant l'émétique à l'ipéca.

§ VII. *Huile de croton tiglium.* — M. le Dr Ber prescrivait les frictions d'huile de croton tiglium dans la tuberculose, non pas pour guérir l'affection, mais seulement pour en retarder la marche. C'est donc un médicament avec lequel il n'y a pas grand chose à gagner : du reste, bien qu'on l'ait essayé un peu partout, sur la poitrine, sur l'abdomen, sur les articulations, on n'a pu arriver à en retirer des résultats sérieux. Aussi trouvons-nous que Valleix a raison de dire qu'il ne faut l'employer qu'avec la plus grande réserve, parce que son efficacité étant des plus contestables, il pourrait souvent ne servir qu'à augmenter les souffrances des malades.

§ VIII, IX et X. *Sinapismes, liniments ammoniacaux et téré-*

benthinés.—Pour en finir avec les *révulsifs externes médicamenteux,* nous n'avons plus qu'à dire quelques mots sur le sinapisme et les liniments excitants et surtout ammoniacaux et térébenthinés.

On ne s'attend sans doute pas à trouver ici quelque chose de neuf sur l'emploi de la moutarde. Trop souvent le sinapisme ne suffirait, dans l'ordonnance contre la tuberculose, que pour tâcher de faire sentir à un homme presque mort qu'il ne l'est pas encore tout à fait ; toutefois il faut avouer qu'il suffit assez souvent, dans la pneumonite tuberculeuse, pour soulager les malades en leur enlevant les points pleurétiques qui viennent de temps à autre les assiéger.

Les liniments ammoniacaux et térébenthinés, tout en n'étant pas des corps sans action, n'en ont qu'une bien peu efficace contre la tuberculose.

Bayle employait le liniment ammoniacal comme nous employons le sinapisme, c'est-à-dire contre les douleurs de poitrine.

Williams Stokes, d'après le D'' Cless, de Stuttgard, aime mieux un liniment térébenthiné dans lequel il fait entrer 100 de véhicule, 90 d'huile de térébenthine, et 15 d'acide acétique.

Brieude la considère comme utile dans beaucoup de cas, parce que son âcreté en fait un bon rubéfiant qui enflamme vivement la peau; et pourtant l'huile est moins rubéfiante que la térébenthine pure.

§ XI et XII. *Petite vérole ; vaccine.* — Nous avons trouvé deux *révulsifs morbides*, qu'on nous permette de les appeler ainsi, qui auraient quelque utilité dans la tuberculose.

C'est ainsi que le D'' Graves (1) propose la vaccination des lèvres des abcès strumeux, pour obtenir une inflammation capable de produire un bon récollement. Son procédé n'est applicable que sur les gens non vaccinés.

---

(1) *Dublin hospital gazette* et *Abeille médicale.*

Hors ce fait, nous ne connaissons aucune observation qui vienne à son appui d'un autre côté de la science, chose que nous nous expliquons assez facilement, en songeant que la vaccine est tellement répandue dans les grands centres où ces observations pourraient être prises, que l'on ne se trouve pas à même d'expérimenter ce moyen.

D'un autre côté, c'est Murray qui, d'après Brieude (1), aurait observé que l'inoculation de la petite vérole était favorable aux phthisiques.

Nous avouerons franchement que jusqu'à ce jour, et aujourd'hui encore, nous pensons et nous avons vu que la petite vérole donnait le plus souvent un coup de fouet à la marche de la tuberculose.

§ XIII. *Eau glacée, glace.* — Ce dernier révulsif, tantôt interne, tantôt externe, est employé pour combattre les sypmtômes inflammatoires.

Dans la pneumonite tuberculeuse, nous l'avons vu donner à l'état de petit morceau de glace pour combattre une hémoptysie inquiétante.

Dans la péritonite tuberculeuse, on en donne quelquefois, rarement il est vrai, si l'affection a pris une forme aiguë qui ait déterminé des vomissements fréquents.

Mais c'est surtout dans la méningite tuberculeuse que l'eau glacée a été appliquée extérieurement. Pour cela on rase la tête, on la coiffe d'une vessie contenant de la glace concassée, et on a soin de la renouveler toutes les fois que le dernier morceau de glace vient de se fondre ; sans cela il y aurait une réaction extrêmement intense.

____

(1) Page 290.

CHAPITRE III.

Purgatifs.

§ I, II, III. *Huile de ricin, eau de Sedlitz, etc. ; limonade purgative.* — Les purgatifs ont trouvé tout naturellement une place dans le traitement de la tuberculose, puisque, de tout temps, on a cru les affections particulières qu'elle engendre sous le coup d'une action humorale.

Dans l'époque scrofuleuse de la maladie, on les donne associés aux autres substances qui, le plus souvent, sont astringentes. Ainsi M. le Dr Négrier donne le fer associé à la gentiane et à la rhubarbe; M. Lepelletier (de la Sarthe), la limaille de fer mêlée au carbonate de potasse, etc.

Dans la pneumonite tuberculeuse, Morton donne un cathartique composé de manne et d'huile d'amandes douces, afin de chasser les saburres.

Fréd. Hoffmann ordonne les laxatifs dans les premiers temps de l'affection (c'est-à-dire vers notre seconde période), s'il y a une trop grande excitation.

Le Dr Williams Stokes recommande d'obtenir la liberté du ventre.

A côté de ces auteurs, nous trouvons M. Robert Thomas, qui ne veut pas que l'on ait recours aux purgatifs; il conseille même d'arrêter tous symptômes de diarrhée au début.

Entre ces extrêmes, il nous semble qu'il y a un juste milieu dont on doit se servir à la rigueur. Nous n'irons pas ordonner les purgatifs au troisième degré de l'affection pulmonaire tuberculeuse, pas même dans un temps avancé du deuxième; mais lorsque nous nous trouverons devant un malade assez fort qui nous présentera des symptômes congestionnels du côté des poumons, nous n'hésiterons pas, dans certains cas, comme ceux, par exemple, où il y aura de l'embarras gastrique, de la constipation ; nous n'hésiterons pas à prescrire un purgatif ; seulement, au lieu de prescrire un médicament capable d'irriter les voies inférieures, nous emploierons l'huile de ricin à une dose modérée, 10 grammes, par exemple, l'eau de Sedlitz à la dose de deux verres au plus, ou la limonade purgative q i flatte souvent davantage le goût du malade.

Est-il utile de noter que l'on a donné les drastiques dans la pneumonite tuberculeuse ? Nous comprenons difficilement que la réflexion l'ait permis ; car c'était surtout contre les phénomènes catharrhaux, contre l'hémoptysie et contre les sueurs, que l'on voulait agir. En examinant surtout ce qui se passait à propos des sueurs, on eût dû s'apercevoir que l'on enlevait plus par les selles que le malade ne perdait par la sécrétion cutanée, et ce fait seul aurait pu faire proscrire ce genre de purgatif.

§ IV. *Calomel.* — Le calomélas est un médicament qui a été donné à deux fins ; par les uns, comme altérant général et aussi comme un peu purgatif ; par les autres, comme purgatif tout simplement. Nous ne nous occuperons ici que du calomel donné comme purgatif.

C'est dans la méningite tuberculeuse qu'il est encore administré de nos jours, et bien souvent nous nous sommes demandé dans quel but ; sans doute est-ce pour produire une réaction vers le tube intestinal ; aussi sommes-nous étonné de le voir préférer à des purgatifs drastiques plus énergiques qui n'empêcheraient pas l'emploi de ce moyen comme altérant, quelques heures après leur administration.

A notre avis, les purgatifs, en général, n'ont rien à faire avec le traitement de la tuberculose ; ce n'est que dans des cas particuliers, comme celui que nous avons signalé à propos de la pneumonite tuberculeuse, que l'on pourrait y trouver une ressource ; car, par luimême, le purgatif constitue une saignée blanche qui débilite toujours d'autant le malade sans lui rendre des services bien marqués. La méningite est la seule affection dans laquelle on puisse admettre son emploi ; et, comme nous l'avons dit, il nous semble qu'alors il ne faut plus avoir recours à un purgatif doux, mais à un purgatif drastique que l'on dosera d'après l'âge du malade, et c'est dans ce moment que l'on pourra trouver un bon auxiliaire dans l'huile de ricin additionnée de quelques gouttes d'huile de croton-tiglium.

CHAPITRE IV.

Vomitifs.

Les vomitifs sont, parmi les drogues, un des médicaments connus depuis une haute antiquité, comme capables d'attaquer le principe tuberculeux. On en parle dans tous les anciens ouvrages, ici avec éloge, là avec répulsion. Ainsi nous trouvons qu'Hippocrate (1) recommande de ne pas faire vomir les phthisiques, ce qui nous fait supposer, avec juste raison, que ce genre de traitement était en honneur avant lui. Il est probable que le premier maître de la médecine aura entendu défendre le vomissement chez les malades arrivés à un certain degré de la maladie ; car Praxagoras donnait l'ellébore dans ce genre d'affection, et comme vomitif sans doute ; c'est même à ce point de vue que Cœlius Aurelianus repousse le traitement de Praxagoras, ne remarquant pas qu'il le donnait seulement *iis qui pulmonis ulcere afficiuntur initio...* (2) Ce qui fait croire que c'était seulement au début de l'affection.

(1) Sect. 4, aphor. 8.
(2) *De Morbis chron.*, lib. ii, cap. 14, p. 427.

Oribase (1), partisan aussi du vomitif dans la même forme de tuberculose, fait remarquer que le mal de mer remplace très-bien de l'ellébore.

Notons de suite que ce n'était pas une vertu spécifique que l'on cherchait dans l'ellébore, mais une action spéciale, l'action vomitive.

Galien (2), sans s'expliquer aussi clairement, ordonne à ceux qui ont *pectus angustum, eoque · etiam compressum*, de prendre l'ellébore blanc, mais, ajoute-t-il, avec précaution.

Celse (3) émet en ces termes son opinion sur le vomissement : *Idem prodest ei cui pectus æstuat, et frequens saliva vel nausea est.*

Dioclès (4), d'après C. Aurelianus, prescrit le vomitif après le purgatif : *Item vomitum ex oxymella adhibendum.*

Sylvius de le Boë (5) s'exprime ainsi au sujet de l'ellébore : *Ellebori albi radix pituitam glutinosam educit vomitu.* Il est vrai qu'il a soin de dire que c'est un médicament violent.

Il donne aussi contre la toux des phthisiques le sirop de cydoniorû. Au surplus, dans la partie spéciale où il traite de la phthisie (6), on voit qu'il regarde cette maladie comme incurable; aussi trouve-t-on chez lui l'exposé le plus complet de la médecine des smptômes de la pneumonite tuberculeuse. S'il a conseillé l'ellébore blanc contre la pituite, ce n'est pas parce qu'il considérait cette affection comme le premier temps de la maladie, mais bien parce qu'il avait remarqué qu'elle prédisposait à la tuberculisation.

---

(1) *Medicin. collect.*, lib. vi, cap. 23; Parisiis, 1555 (trad. Bussermaker et Darembourg, 1858).

(2) *Quos et quando purg. epist.*

(3) *De Re medica.*

(4) Cœlius Aurelianus, lib. ii, cap. 114, p. 426.

(5) *De Methodo medendi*, lib. ii, cap. 10; Genevæ, 1681.

(6) *Praxeos medicæ appendix*, tract. 4, p. 526.

A l'administration de l'ellébore comme vomitif dans les affections tuberculeuses, a succédé l'usage de l'émétique. Sylvius de le Boë (1) fait en quelques lignes l'éloge des antimoniaux, qu'il ne regarde pas comme de simples vomitifs, mais aussi comme des altérants puissants, capables de combattre les affections générales.

Nous trouvons donc chez lui un premier jalon posé sur la route qui doit conduire à l'emploi de l'émétique, comme curatif de la tuberculose.

C'est surtout Morton (2) qui a ordonné les vomitifs, dans la phthisie; d'une facon sérieuse et réfléchie. Avant lui, les empiriques s'en servaient, et l'auteur dont nous parlons a remarqué qu'ils obtenaient souvent des succès. Lui-même serait parvenu à arrêter la marche de la pneumonite tuberculeuse au début. Il employait surtout l'oxymel sultitique à dose vomitive, répétée tous les trois jours.

Huxam, médecin anglais, vante beaucoup l'action thérapeutique de l'émétique; et Cheyne va plus loin : il dit ne pas connaître de maladies où l'émétique ne soit bon.

Thomas Reid, de son côté, n'a pas trouvé un cas dans lequel la santé des phthisiques ne se fût améliorée sous l'influence de ce médicament; et pourtant il lui préférait l'ipécacuanha. Ne croyant pas à une autre action qu'à celle du vomissement, on pouvait s'expliquer ce fait; c'est pour cela qu'on le voit recommander les voyages sur mer, à l'exemple d'Oribase, mais en leur attribuant, en plus, une vertu spéciale due au séjour sur l'eau salée.

Brieude (3) regardait les émétiques comme très-salutaires, parce qu'ils agissent comme évacuants et comme stimulants; pour en obtenir ce dernier effet, il les donnait à petites doses, surtout pour leur faire rétablir les fonctions de la peau.

---

(1) *Loc. cit.,* lib. II, cap. 10.
(2) *Phthisiologia,* lib. II, cap. 8; 1689.
(3) Ouvrage cité.

Il prescrivait dans ce cas un peu d'ipécacuanha mélangé au quinquina ; il donnait encore ce médicament en pastilles de 0,05°, à la dose de trois à quatre par jour, ou bien dans de la conserve de roses pour combattre la diarrhée ; mais il avait remarqué que si ce remède parvenait à arrêter les sueurs ou la diarrhée, comme pourrait le faire le columbo ou le sirop de simarouba, on voyait augmenter la toux et l'oppression.

Demalet repoussait complétement les vomitifs qui, selon lui, étaient trop fatigants pour les malades.

Pourtant, deux ans plus tard, on voit encore que Reid (1) donnait l'ipécacuanha matin et soir, de façon à obtenir un vomissement ou deux, peut-être s'était-il inspiré de Thomas Reid, son devancier.

Dans la forme de la tuberculose primitive, dans la scrofule, M. Guersant (2) donnait volontiers un vomitif avant de commencer le traitement, mais c'était tout simplement pour préparer les voies de l'absorption interne à agir avec plus d'efficacité ; il y joignait même un petit purgatif.

Remarquons en passant que Robert Thomas (3) donnait aussi l'émétique et même le sulfate de cuivre comme vomitifs, ainsi que nous le verrons dans l'appréciation de son traitement du tubercule pulmonaire.

Mais, depuis Giovanni de Nittis, c'est principalement comme agent général que l'émétique a été prescrit ; pourtant cet auteur, et avec lui bien d'autres parmi lesquels nous citerons MM. Bricheteau, Rufz, ne redoute pas les quelques vomissements que son traitement peut amener : M. Rufz même (4), dit que les vomitifs sont aussi utiles contre la phthisie dans les pays chauds que dans les pays froids.

---

(1) *A treatise of the consumption ;* London, 1806.
(2) Ouvrage cité.
(3) *Dict. méd.,* t. XIX, p. 198 ; sept. 1827.
(4) Voir le traitement de Robert Thomas.

Devons-nous aujourd'hui songer à traiter la pneumonite tuberculeuse par les vomitifs?

Nous ne le pouvons pas, et ceci pour plusieurs raisons. D'abord en examinant l'application des vomitifs à la tuberculose, nous avons remarqué que la forme pulmonaire de cette affection générale était la seule que l'on eût essayé de dominer au moyen des vomissements répétés. (Car, si nous avons placé le tartre stibié, l'ipéca, le sulfate de cuivre, dans la colonne consacrée à la ganglite tuberculeuse, c'est tout simplement pour faire voir que l'un ou l'autre de ces médicaments peut être administré, dans le cas où l'on voudrait suivre la marche de M. le Dr Guersant.) En effet quels pourraient être les résultats attendus des doses vomitives dans la méningite ou la péritonite tuberculeuse? Dans la méningite, on arriverait à congestionner le cerveau encore plus qu'il ne l'est, et en plus de ce phénomène dans la péritonite on causerait des douleurs atroces aux pauvres souffrants. Si l'on voulait passer en revue toutes les autres formes de la tuberculose, on atteindrait le même résultat négatif. Ensuite nous sommes arrivés à voir que les auteurs ont fini par abandonner ce genre de traitement pour tenter de faire tolérer les médicaments que l'on donnait ordinairement afin d'obtenir des vomissements.

Cependant nous ne prétendons pas nous rallier aux idées hippocratiques, et, malgré les préceptes du grand maître, nous continuons à croire que les vomitifs, appliqués en temps et lieu, peuvent donner quelques bons effets : seulement nous serons plus exclusif que d'autres et n'accepterons volontiers qu'un seul genre de médicament, c'est le tartre stibié.

A l'exemple de M. Guersant, nous admettons que si l'on a un malade scrofuleux, atteint d'embarras des voies digestives, on devra, avant de commencer un traitement, balayer les voies internes au moyen d'un éméto-catarthique, et dans ce cas c'est au mélange d'ipéca et de tartre stibié que nous donnerons la préférence, en le dosant suivant l'âge et la force du malade, parce qu'en agissant ainsi nous aurons produit les deux effets purgatifs et vomitifs.

Examinons maintenant les cas particuliers de tuberculose pulmonaire où nous prescrirons un vomitif.

Supposons que nous ayons à traiter un malade atteint de tubercules pulmonaires, et chez lequel l'expectoration se fait difficilement. Dans ce cas nous croyons que si le malade est sujet à des quintes de toux souvent répétées, excitées par la présence de mucus dans les bronches, nous croyons, dis-je, qu'il sera bon d'avoir recours de temps à autre à un vomitif.

Lequel choisirons-nous? Si le malade est soumis depuis longtemps à l'émétique donné à doses tolérées, nous aimerons mieux alors prescrire l'ipécacuanha qui, dans ce cas, provoquera plus facilement l'acte du vomissement. Nous aurons soin aussi de le faire prendre le matin à jeun et à dose assez faible pour n'obtenir qu'un ou deux vomissements; nous le donnerons le matin, parce que c'est surtout à ce moment que les canaux bronchiques sont envahis par les sécrétions de la nuit. Si au contraire nous avons pour malade un sujet qui n'a pas encore été soumis à l'action du tartre stibié, nous donnerons la préférence à ce médicament.

Le vomissement n'aura pas seulement l'avantage d'agir sur le trop plein des bronches, mais il agira aussi sur tout le système pulmonaire par suite des efforts qu'il produit. Par eux, il occasionne une pression plus ou moins forte sur les appareils ganglionnaires mésentériques et pulmonaires, par conséquent il hâte la circulation dans le système lymphatique et le dispose à une absorption nouvelle qui n'est pas sans action sur les produits morbides.

Au surplus, on sera rarement obligé d'avoir recours à l'usage d'un vomitif spécial lorsque l'on emploiera comme médication le tartre stibié, car ce médicament produit assez souvent des effets nauséeux allant jusqu'au vomissement, chez les malades mêmes qui le tolèrent le mieux.

Les vomitifs ont encore droit auprès de nous, en ce qu'ils peuvent, dans certains cas, produire des phénomènes qui entraînent la guérison du malade. Ainsi M. le Dr Geoghegan (1) nous raconte qu'il fut appelé auprès d'un enfant de 5 ans qui se plaignait d'un peu de toux et d'une douleur au-dessous de la clavicule droite. Il ordonna *un vomitif* qui soulagea beaucoup l'enfant. Le sixième jour de la maladie, à la suite d'une prise d'ipéca et de calomel, l'enfant devint livide, la respiration fut gênée, la bouche écuma, les yeux s'injectèrent, la face se tuméfia, bref l'enfant mourut asphyxié. A l'autopsie, on trouva la partie inférieure de la trachée bouchée par trois masses tuberculeuses, et dont chacune avait au moins le volume d'un gros pois. En incisant les bronches du côté droit, on trouva dans le voisinage de la base, une autre masse de matière jaunâtre et caillebotée qui était placée dans une cavité anormale creusée dans le poumon et tapissée par une membrane lisse.

Le praticien de Dublin ne nous dit pas s'il a tenté de sauver son malade au moyen de la trachéotomie, opération qui nous semblerait indiquée dans un cas analogue, mais tout au moins son observation nous fait voir 1° l'action calmante du premier vomitif, et 2° le rejet possible de la matière tuberculeuse en masse sous les effets provoqués par l'injection d'un vomitif.

A quel temps de la pneumonite tuberculeuse doit-on réserver les vomissements? Sous ce rapport nous croyons qu'il n'y a rien de fixe; c'est au discernement du médecin qu'il faut s'en rapporter; c'est à lui de juger de l'opportunité du remède. Nous dirons cependant que la dernière période est une contre-indication formelle, parce qu'à ce moment les forces du malade sont trop diminuées pour que l'on ose songer à les mettre toutes en jeu dans un espace de temps aussi limité que l'est celui nécessaire à l'émission de quelques vomissements.

Ici pourtant nous devons faire encore une restriction. Il est possible que nous soyons appelé auprès d'un mourant que les détritus

____

(1) *Dublin medical press,* mars 1844.

uberculeux asphyxient ; il est néanmoins nécessaire qu'il puisse encore prononcer quelques paroles, soit pour une question de testament ou de médecine légale criminelle ; dans ce cas, nous pensons que le devoir du médecin est de débarrasser les bronches à tout prix, le malade dût-il succomber plusieurs heures plus vite. Il peut encore arriver que l'on ait devant soi un de ces moribonds qui sentent la vie leur échapper, et que la mort imminente remplit d'une terreur indicible. N'est-ce pas encore un devoir d'ordonner alors un médicament qui va produire une crise énorme, en comparaison du peu de forces qui restent pour la supporter, afin de calmer l'esprit de celui qui va cesser de vivre? Selon nous, il n'y a pas à hésiter ; si le médecin ne guérit pas, il doit au moins consoler.

Il nous semble inutile de dire que l'hémoptysie est une contre-indication formelle à l'administration des vomitifs; ce fait tombe sous le sens de chacun, les efforts du vomissement étant capables de provoquer une hémorrhagie mortelle.

CHAPITRE V.

Ferrugineux et amers.

Devrions-nous rigoureusement placer ce chapitre dans le traitement de la tuberculose? telle est la question que nous nous sommes posée pendant longtemps. Mais, lorsque nous avons vu M. Dupasquier venir offrir le proto-iodure de fer comme antidote du tubercule pulmonaire ; M. Négrier, les préparations de feuilles de noyer comme excellentes contre l'état scrofuleux, nous n'avons pas cru pouvoir passer toutes ses préparations sous silence.

§ Ier. *Ferrugineux.* — Presque toutes les formes de médicaments ferrugineux ont été administrées contre la pneumonite et la ganglite tuberculeuses, mais une fois que l'on s'éloigne de ces deux genres de tuberculisation, on voit le fer disparaître. Ce fait seul nous mène donc à conclure d'avance que nous ne devons pas trouver de médication antituberculeuse valable dans les préparations martiales.

Parmi ces préparations, celles encore en grande vogue sont la limaille de fer, le fer réduit par l'hydrogène, l'oxyde, le proto-iodure, le lactate, le sous-carbonate de fer, et enfin les eaux minérales ferrugineuses.

Baglivi a donné la limaille de fer associée aux amers pour combattre les formes scrofuleuses, et il en dit grand bien ; comme lui, Richter a créé quelques formules de pilules ferrugineuses, formules dont nous reproduisons ici une seule, parce qu'elle peut servir de type.

Il prescrivait :

<pre>
Fer pulvérisé................ 4 grammes.
Racine de gentiane en poudre.. 1,25 centigr.
Rhubarbe.................. ⎫
Cannelle .... ⎭ āā 0,60   —
Extrait d'absinthe............ s. q.
</pre>

Pour pilules de 1 décigramme, à prendre 3 deux ou trois fois le jour.

M. le Dr Lepelletier (de la Sarthe) place les ferrugineux dans son traitement de scrofules; mais, bien qu'il fasse entrer la limaille de fer dans ses formules, il est probable qu'il administre en même temps du sous-carbonate, car il associe le carbonate de potasse à sa limaille de fer.

Nous en dirons autant de MM. Griffith et Robert Thomas qui, au lieu de limaille, prescrivaient le sulfate de fer uni à des amers et à du carbonate de potasse.

C'est surtout le proto-iodure de fer de M. Dupasquier (1) qui doit

----

(1) *Journal de pharmacie*, t. XXVII; Paris, 1841.

nous arrêter un instant. Ce médecin prétendait qu'en associant, comme il le faisait, l'iode au fer, on obtenait un médicament qui permettait de guérir la tuberculisation pulmonaire ; il disait qu'avec lui on avait vu s'opérer des guérisons ; qu'il avait donné lieu à des cicatrices parfaites et définitives. On essaya ; mais les résultats ne furent pas favorables. Peut-être cela tenait-il à ce qu'on employait du proto-iodure de fer altéré ; aussi M. Louis, pour juger le médicament avec plus de précision, expérimenta à l'hôpital Beaujon avec la solution faite par M. Dupasquier lui-même, et c'est alors qu'à son tour il n'a pas vu tenir au proto-iodure de fer les promesses que son inventeur avait faites. Devant ses résultats négatifs, M. Louis, encore sous le coup des idées de M. Dupasquier, ne veut pas croire que le médicament est jugé, aussi demande-t-il en grâce à ses confrères (1) d'expérimenter de nouveau. Nous avons tous vu depuis cette époque administrer le proto-iodure de fer, mais hélas ! nous sommes tous restés convaincus que ce sel avait perdu son prestige.

De tous les composés de proto-iodure de fer, il nous est resté le sirop qui contient quatre gouttes de solution normale par cuillerée à bouche : nous n'avons pas l'intention de le recommander contre la tuberculose, mais nous nous plaisons à reconnaître que, dans certaines affections, on a là un médicament utile et peu désagréable aux malades, surtout pour les enfants chez lesquels on n'est pas obligé d'en porter la dose aussi haut que chez les adultes.

Le sous-carbonate de fer a été employé par M. Louis avec quelques succès, aussi est-ce un des martiaux qu'il recommande.

Quant aux autres, nous les avons vus prescrits journellement, soit en solution, soit à l'état de poudre ; mais les effets que nous leur avons vu produire sont loin de nous en avoir fait partisan. C'est ainsi que nous avons remarqué des hémoptysies provoquées par l'administration des ferrugineux. On devait naturellement s'attendre à cet effet, puis-

---

(1) *Recherches sur la phthisie*, in-8° ; Paris, 1843.

que l'action physiologique du fer consiste à produire chez l'homme un sentiment de plénitude et de pléthore, effet qu'il faut redouter chez les tuberculeux. Il n'en serait pas de même dans le cas de tubercules autres que ceux du poumon, mais comme on sait que ces derniers précèdent généralement les autres, il faut rejeter le fer de la médication antituberculeuse. Peut-être peut-on en user prudemment dans la période scrofuleuse de la tuberculose, si on a soin de ne l'employer que pendant peu de temps, pour rendre seulement à l'économie une tonicité qui lui permette de reprendre ses fonctions d'une manière convenable, et si l'on est bien sûr qu'il n'existe pas de prédisposition à la pneumonite tuberculeuse. Il va sans dire que nous n'entendons nullement proscrire les préparations ferrugineuses que l'on applique dans certains cas avec succès sur la surface externe du corps pour combattre des ulcères, suite de ganglite tuberculeuse. Dans la pneumonite tuberculeuse elle-même les ferrugineux peuvent être administrés à la dernière période pour tâcher de relever un peu le malade, mais évidemment ce n'est plus là dans un but curatif; mais dans cette même affection au début, nous nous rallions complétement aux préceptes de M. le professeur Trousseau qui nous disait dans une de ses cliniques :

« Il est infiniment probable que chez les individus prédisposés à la phthisie tuberculeuse, le fer administré et continué pendant un certain temps ne fait que favoriser et que hâter le développement des productions accidentelles. De plus, je crois que la chlorose exclut en quelque sorte la phthisie, ou plutôt qu'elle est une soupape de sûreté contre l'explosion ultérieure de la tuberculisation. » Nous concluerons donc que toutes les fois que nous trouverons un malade présentant quelques signes de tubercules pulmonaires, comme parents tuberculeux, suffocation dans l'ascension des escaliers, etc., bien qu'il n'y ait aucun symptôme palpable physiquement, non-seulement nous nous abstiendrons de donner des ferrugineux, quand même viendrait se présenter à nous un état chlorotique, mais nous les proscrirons d'une manière complète. C'est dans ces cas que nous administrons les toniques amers, le quinquina, le sulfate de quinine et même la noix vomique, et avant tout une bonne alimentation.

Pourtant il existe quelques expériences de MM. Coste et Flourens (1), qui semblent démontrer que le fer a une action prophylactique contre le développement des tubercules, puisque les lapins que ces observateurs nourrissaient avec du pain ferrugineux ne devenaient pas phthisiques, tandis que ceux placés dans les mêmes conditions et nourris avec du pain ordinaire mouraient de l'affection qui nous occupe. Il ne faut pas se laisser induire en erreur par ces expériences. Il est très-possible que le fer donné à un individu, non prédisposé à la tuberculose, le mette à l'abri de cette affection, si on vient à le placer dans des conditions telles qu'il serait amené à contracter la tuberculisation pulmonaire, si son économie n'avait et n'était pas encore soutenue par un tonique puissant ; c'est, comme nous le disons plus haut, de la prophylaxie et rien que cela.

§ II. *Amers.* — De même que le fer, les préparations amères ont été données plutôt comme toniques que dans le but de constituer un traitement. Nous ne passerons donc pas en revue tous les genres que l'on a tâché de mettre en vogue ; nous nous contenterons de leur reconnaître à tous une vertu tonifiante que l'on ne doit pas oublier, et qu'il est même nécessaire d'employer dans certains cas pour aider au maintien des forces toujours prêtes à s'envoler. C'est surtout aux premiers temps de la tuberculose que l'on est en droit de voir en eux de bons auxiliaires, qu'il faut pourtant savoir mettre de côté, lorsque les exigences d'un véritable traitement l'exigent. Au surplus nous les voyons presque toujours prescrits, associés avec quelque autre substance, et entre autres avec le fer.

Dans les scrofules exclusivement, on a songé à ne faire qu'un trai-

---

(1) *La Lancette*, 5 octobre 1841.

tement par les amers. Ainsi M. le D' Négrier (1) a proposé dans ce sens les préparations de feuilles de noyer.

Il en donnait une infusion faite avec deux pincées de feuilles pour un $^1/_2$ litre d'eau ; la dose en était de deux à cinq tasses par jour.

Pour combattre les ulcérations, il employait une décoction des mêmes feuilles qui servaient à panser les ulcères, à donner des bains locaux, à faire des injections dans les trajets fistuleux, ce qui revenait en réalité à donner un bain local à ces trajets. Cette décoction était faite avec une poignée de feuilles par kilogramme d'eau, afin d'obtenir un liquide plus puissant.

Enfin, au moyen de l'extrait préparé avec des feuilles fraîches, on faisait un sirop et des pilules que l'on pouvait donner en tout temps.

Comment agissait ce traitement? C'est une question peu facile à résoudre. On peut néanmoins comprendre que les préparations internes devaient exciter l'appétit, et partant amener une tonification générale de l'individu. Quant aux préparations employées pour l'usage externe, nous pensons que leur action était surtout due au tannin qu'elles renfermaient, substance qui a une assez grande influence sur les écoulements sanieux et purulents des muqueuses et des surfaces pyogéniques.

Aujourd'hui, du reste, ce traitement est allé en rejoindre bien d'autres, et sa spécificité s'est éteinte.

Parmi les amers employés dans la tuberculose, le quinquina doit nous arrêter un instant à cause des noms illustres qui se sont chargés de nous le présenter dans la pneumonite tuberculeuse.

Bennet (2) ne nous parle pas du quinquina, mais nous trouvons qu'entre les mains de Van Swieten, de Pringle et de Truka, il a donné de bons résultats.

---

(1) *Archives gén. de méd.*, 1841, 3e série, t. X et XI.

(2) *Theatrum tabidorum.*

P. Desault (1), médecin de Bordeaux, commence par le proscrire comme nuisible dans toutes les périodes de la phthisie.

Morton (2), au contraire, en. fait de grands éloges en attendant que Cullen (3) vienne, quelques années plus tard, s'en montrer peu partisan. Il le regarde comme dangereux partout où il y a dans le système une diathèse inflammatoire. Selon lui, le quinquina n'a été: prescrit dans la tuberculisation pulmonaire que par simple analogie; on l'avait vu agissant assez bien sur les ulcères externes, on a voulu essayer son action sur les ulcères internes.

Enfin nous voyons à la même époque Baumes, de Haen, Quarin, Portal, faire l'éloge du quinquina, surtout dans les phthisies qui succèdent à des fièvres continues ou intermittentes; Bayle le donner contre la fièvre elle-même; Brieude l'unir à l'ipéca pour le faire prendre à la troisième période de la maladie, afin de tonifier et de stimuler l'organisme du même coup, ou bien le faire bouillir avec du lait dans lequel on délaye de 0,05 à 0,10 d'opium pour combattre la diarrhée, mais s'abstenir de le prescrire s'il y a fièvre ou état aigu ; Puis Demalet qui se joint aux idées de Cullen et ne veut admettre le quinquina à aucun prix.

Il en sera de même pour la douce-amère que Boerhaave et Werlhoff vantent dans la phthisie. M. Bretonneau la regarde aussi comme un bon dépuratif pour agir contre la forme scrofuleuse. Il est probable qu'elle agit surtout dans la pneumonite tuberculeuse en calmant l'état nerveux, comme peuvent le faire toutes les solanées vireuses, et que c'est surtout comme amer qu'elle a de l'action contre les scrofules.

Pinel (4) l'associait à l'oxyde de fer, ou bien, à l'exemple de Fothergill, avec la noix muscade.

---

(1) *Dissertation sur la phthisie;* Bordeaux, 1733.
(2) *Opera omnia.*
(3) Ouvrage cité.
(4) *Nosographie phylosophique,* 3e édition.

« Les amers, et surtout le quinquina, dit M. Bricheteau (1), sont d'une incontestable utilité dans des cas déterminés, soit comme prophylactiques, soit comme médicaments curatifs de l'affection tuberculeuse. »

Comme prophylactiques, nous voulons bien en croire l'auteur du traité des maladies chroniques, et peut-être que si les lapins de MM. Coste et Flourens avaient trouvé des amers unis à leur nourriture au lieu de fer, peut-être, disons-nous, ne seraient-ils pas non plus devenus tuberculeux. Mais comme curatif, nous eussions bien désiré voir M. Bricheteau établir les cas où le quinquina agit comme tel. Nous voulons bien croire, néanmoins, qu'il peut exister des cas où les tubercules étant peu nombreux et placés au milieu d'une économie complaisante, ils resteront là sans déterminer d'accidents pendant plus ou moins de temps. Alors, pendant ce moment de répit, on pourra réagir sur tout le système humain pour combattre l'élément tuberculeux, et peut-être alors le quinquina aura-t-il une action puissante, à lui propre, pour atteindre ce but; mais aussi, nous croyons ces cas tellement rares qu'il est presque téméraire de les espérer.

Quant aux autres amers, comme le taraxacum de Clark et de Zimmermann, qu'ils préfèrent au lichen d'Islande, à la gentiane, au cresson; la paquerette que Simon Pauli (2) et Vogel (3) vantaient dans les cas désespérés de pneumonite tuberculeuse, nous ne nous y arrêterons pas.

Nous nous permettrons de douter de l'authenticité des diagnostiques portés par la longue liste de médecins qui, au dire de Baumes, ont retiré de grands avantages en employant le quinquina, soit en infusion, soit en décoction, soit en pilules, d'autant plus que Jæger,

---

(1) Ouvrage cité.

(2) *Botanicum quadripartitum.*

(3) *Historia materiæ medicæ,* 1758.

un de ceux cités, aurait guéri une phthisie qui *durait* depuis vingt ans.

En résumé, nous voyons que le fer, le roi des toniques, est mis à l'index lorsqu'il s'agit de traiter des affections tuberculeuses susceptibles de s'enflammer, et que le quinquina, cet autre tonique puissant, est sagement mis au même rang dans le même cas. Nous ne croyons pouvoir mieux faire que de partager ces deux opinions et nous réservant pourtant l'emploi du quinquina, substance moins pléthorifique que le fer, pour aider à combattre les premiers signes de tuberculose.

Nous dirons, avec Baumes, qu'il ne faut pas donner le quinquina s'il y a tendance à l'inflammation, mais nous repoussons complétement l'idée qu'il émet de combattre l'inflammation existante par la saignée, pour administrer le quinquina ensuite; nous ne pouvons comprendre ce raisonnement qui pousse d'un côté à se débarrasser de l'état inflammatoire, pour s'empresser de redonner un médicament qui va le produire de nouveau.

CHAPITRE VI.

Iodés.

A peine l'iode était-il connu depuis quelques années, que de toute part on essaya son usage contre les manifestations de la tuberculose.

Les anciens l'avaient bien ordonné en prescrivant l'éponge calcinée, comme le faisaient les Chinois, 1567 ans avant Jésus-Christ; mais ce n'était que pour combattre le goître.

M. Coindet, de Genève, fut le premier à l'essayer contre le scrofule ; il donnait la teinture alcoolique ou éthérée d'iode, et les succès qu'il obtint lui firent vanter l'iode à un haut degré.

C'est surtout en Angleterre, là où la tuberculisation fait de nombreuses victimes, que l'on se précipita sur cette nouvelle planche de salut.

Alors on vit Baron (1) prescrire l'hydriodate de potasse en potion à la dose de 8 à 12 gouttes, deux fois par jour, contre la pneumonite tuberculeuse. Gardner et Cooper le suivirent de près, enregistrant comme lui des succès. Robert Thomas fit entrer ce corps dans les formules de son traitement, et Scudamore inventa une nouvelle formule de fumigation dont nous parlerons en temps et lieu.

Ce fut alors un concert de louanges qui s'éleva de leurs observations. Malheureusement d'autres observateurs expérimentèrent aussi et les guérisons primitives furent mises en doute.

Mériadec-Laënnec ne retira aucun fruit de l'emploi de l'iode et de ses composés. Bardsley, au dire de Clark (3) fut dans le même cas. Murray (4) essaya aussi de son côté les formules données par Scudamore, et n'obtint qu'une amélioration passagère.

Quant aux fumigations, il les conseille parce qu'il en a retiré de bons résultats, même dans les cas désespérés : sous leur influence, la toux diminuait, l'expectoration devenait plus facile, le sommeil plus tranquille. Il faisait administrer ses fumigations en plaçant dans un flacon de l'iode mouillé sur lequel, l'hiver, on faisait arriver un courant de vapeur d'eau ; l'été, ce flacon était remplacé par une capsule placée sur un bain-marie de façon à avoir des vapeurs assez abondantes. Il finit pourtant par avouer que l'amélioration constatée pouvait bien tenir à la température de la chambre qu'il faisait toujours entretenir au même degré.

---

(1) *Illustrations of the inquiry respecting tuberculous diseases ;* London, 1822.
(2) *On inhalation of iode ;* London, 1834.
(3) *A treatise on pulmonary consumption ;* London, 1835.
(4) *Archives gén. de méd.,* 1831, t. XXV.

Ailleurs Morton (1), de Philadelphie, accusait de beaux résultats,
et le Dr Berton, qui avait aussi proposé les fumigations iodées contre
la phthisie, finissait par avouer n'avoir eu des succès que dans les
bronchites chroniques.

Pendant ce temps-là, M. Lugol (2) reprenait le traitement de la
tuberculose à sa base, c'est-à-dire qu'il attaquait de nouveau les
affections scrofuleuses proprement dites par l'iode. Il commence par
remplacer la teinture alcoolique de M. Coindet par une solution
d'iode dans l'eau distillée; mais, non satisfait de cette préparation, il
en forme une nouvelle, et c'est la solution d'iodure de potassium
ioduré qu'il adopte (3). Il en donne d'abord 0,02 centigrammes;
quinze jours après il double cette dose et arrive ainsi jusqu'à 6 ou
7 centigrammes, maximum qu'il dépasse rarement. Il résulte de ses
observations qu'il aurait obtenu avec ce médicament la guérison
d'engorgements glanglionnaires et de caries osseuses, mais il avoue
que, pour avoir ces résultats, il ne faut pas que les glandes lymphatiques soient envahies par la matière tuberculeuse, ou que les os
soient infiltrés du même produit morbide. Ceci nous fait voir que
l'iode n'aurait pas une grande action sur le tubercule lui-même, mais
qu'il serait utile pour combattre sa prédisposition.

MM. Guersant et Baudelocque ont adopté aussi l'iodure ioduré de
potassium, bien que l'on ait objecté que grand nombre d'individus ne
pouvaient y être soumis sans ressentir l'intoxication iodique; mais
M. Guersant, qui a étudié cette question, a vu que l'on trouvait à
peine deux sujets sur cent qui ne puissent s'accoutumer à ce traitement.

Baudelocque associait de plus le fer à l'iodure de potassium ioduré;
il donnait ce martial sous la forme de sous-carbonate de fer à la dose

---

(1) *Illustrations of pulmonary consumption;* Philadelphie, 1834.
(2) *Mémoire sur l'emploi de l'iode dans les maladies scrofuleuses,* in-8°; Paris;
1829.
(3) *Mémoire sur l'emploi des bains iodurés,* in-8°; Paris, 1830.

de 0,30 centigrammes, matin et soir, et chaque semaine il faisait administrer un bain contenant une solution de 10 grammes d'iode et de 20 grammes d'iodure de potassium.

Nous venons de voir les préparations iodées employées contre deux formes de la tuberculose, il en est une autre contre laquelle on les essaya aussi; nous voulons parler de la ganglite mésentérique tuberculeuse.

MM. Benaben, Brera, Callavey, Roots (1), Gallaud (2), avancèrent qu'ils avaient obtenu des succès contre cette affection en employant l'iode *intus et extra*. Mais les auteurs du *Compendium de médecine* (3) ne sont pas d'accord avec leurs devanciers; ils ont employé contre le carreau un régime nourrissant uni à l'usage de pilules contenant 0,10 centig. d'iodure de fer pour commencer; le nombre des pilules fut bientôt porté à six par jour en associant l'iodure à l'extrait d'aconit. En même temps, on pratiquait sur l'abdomen du malade, trois fois par jour, des frictions avec une pommade contenant :

Axonge...................... 30 grammes.
Iodure de baryum............ 1,20 centigr.

Mais ils ne virent pas les tumeurs mésentériques disparaître d'une manière complète bien que pourtant elles fussent diminuées d'une manière très-sensible.

M. Guersant, de son côté, n'a jamais vu ce traitement produire de bons résultats, et jamais ganglion tuberculeux n'a disparu sous son influence.

En pommade contre les engorgements ganglionnaires, on a encore vanté l'iode pur, l'iodure de potassium, l'iodure de plomb, l'iodure de mercure, sans qu'un de ces corps ait pu sortir victorieux de la lutte et passer pour meilleur que les autres.

---

(1) *London med. and surg. journ.*, 1833, 2 mars.
(2) *Revue médicale*, t. III, p. 397; 1830.
(3) *Compendium de médecine*, t. II, p. 95; Paris, 1837.

Malgré tous ces insuccès de l'iode contre le tubercule, on ne s'est pas tenu pour battu, bien que Récamier regarde ce médicament comme nuisible. Cet auteur dit avoir vu des sujets scrofuleux, soumis à son influence, devenir phthisiques avec rapidité ; et il n'est pas le seul de son avis, car MM. Laënnec, Flandin, ont vu des cas semblables.

M. Dupasquier, de Lyon, avait attribué la non-réussite de l'iode dans la pneumonite tuberculeuse à ce que ce corps était donné à l'état naturel et c'est pour obvier à cet inconvénient qu'il fit son iodure de fer dont nous avons parlé antérieurement.

Magendie (1) avait trouvé que l'iode a la plus grande tendance à absorber l'hydrogène des corps organiques avec lesquels il est en contact, pour se transformer en acide iodhydrique. De là il résultait que ce médicament exerçait une action délétère et agissait à la manière d'un poison sur les muqueuses ; qu'il décomposait la salive, le suc gastrique, le suc pancréatique, et en général toutes les sécrétions pour se changer en acide iodhydrique. Aussi, pour parer à cet inconvénient, l'illustre physiologiste a-t-il aidé M. Galy à composer son sirop iodhydrique ; et comme bientôt M. Claude Bernard vint démontrer que les sels de fer, lors même qu'ils sont solubles, ne peuvent passer dans la circulation s'ils ne sont pas unis à l'iode, M. Galy composa son sirop d'iodhydrate de fer, au moyen duquel on peut faire passer l'iode dans l'économie en aussi grande quantité qu'on peut le désirer sans que les voies digestives s'en trouvent affectées et sans que le corps ait perdu ses propriétés thérapeutiques. de plus l'iode a aussi perdu de son odeur et son goût désagréable.

Quels résultats a produit ce nouveau composé ? Aucun ou presque aucun ; mais cela tient peut-être à ce qu'il a été mal employé. Nous y reviendrons plus loin.

MM. Piorry, Chartroule (2) reprirent les fumigations iodées que

---

(1) *Musée des sciences.*
(2) *Emploi direct de l'iode dans la phthisie,* in-8° ; Paris, 1851.

Baudelocque repoussait après les avoir essayées à l'hôpital des Enfants. M. Chartroule inventa un appareil spécial pour administer
ses fumigations, tandis que M. Piorry se contentait, et se contente
encore, de charger de vapeurs d'iode l'atmosphère qui entoure ses
malades.

M. Gola, médecin italien (1), conseille l'iode pur uni à l'amidon
à la dose de 0,05 centigr. par vingt-quatre heures. Il a naturellement
des cas de succès.

M. Lasègue propose de donner la teinture d'iode à l'intérieur au
moment des repas seulement, afin d'éviter les sensations doulou-
reuses, l'espèce de gastralgie qu'amène souvent l'administration de
ce corps à tout autre moment. Pris au moment du repas, l'excitation produite aide à la digestion, et c'est avec ce moyen que
M. Lasègue a pu élever progressivement la dose de teinture d'iode
de 6 gouttes par jour, avant chaque repas, jusqu'à 5 et 6 gram.,
en prenant pour excipient de l'eau sucrée ou mieux du vin d'Espagne.

M. J. Bernard donne l'iode à l'état naissant.

M. Le Dr Brault (2) conseille d'administrer des bains de vapeurs d'iode donnés dans des chambres en bois où l'on allume
d'abord une ou deux lampes à alcool, jusqu'à ce que le sujet soit en
pleine transpiration; puis on évapore de l'iode en commençant par
1 gramme pour un adulte et en augmentant progressivement la
dose. Ces bains doivent être moins longs que ceux de vapeurs ordinaires.

Avec ce moyen, les effets thérapeutiques de l'iode se développe-
raient plus rapidement que sous l'influence des préparations iodées
ordinaires.

Assurément il peut y avoir du bon dans ce mode de traitement,

----

(1) *Gazette médicale de Milan,* 1848.
(2) *Journal de médecine de Bordeaux.*

surtout si on l'emploie sur un sujet qui en est seulement aux premiers signes de la tuberculose , mais nous pensons qu'il faut agir avec une grande prudence pour le mettre à exécution. Pour nous, il faudrait que la perspiration cutanée fût bien mauvaise et le malade encore bien fort pour que nous permettions l'usage d'un tel moyen, qui n'est pas capable, il nous semble, de rendre en bons effets ce qu'il fait perdre en forces.

M. Barrère administre l'iode en prises : pour cela faire, on place dans une tabatière contenant cent de camphre en volume, un en volume d'iode placé dans un sachet. Au bout de quelques heures on a obtenu une saturation complète, le camphre a pris la couleur de l'iode. Ce camphre iodé provoque l'éternument ; mais, lorsqu'il est arrivé dans les voies aériennes, le sujet éprouve une sensation de fraîcheur bienfaisante, agréable, qui l'engage à respirer largement. Avec l'habitude on arrive, dit l'auteur, à préférer cette poudre au tabac, et l'on a de plus l'avantage d'user d'un anaphrodisiaque, ce qui n'est pas toujours inutile.

M. Bricheteau, dans son *Traité des maladies chroniques,* indique l'emploi de l'iode dans la pneumonite tuberculeuse ; il conseille de faire frictionner avec la pommade iodurée les aisselles, les parties latérales du cou et de la poitrine, les régions sous-claviculaires.

Pendant que tous les auteurs qui précèdent s'occupaient de l'administration de l'iode à l'état de drogue, M. Boinet expérimentait depuis 1849 pour essayer de le donner à l'état d'aliment. Déjà en 1850, il annonçait avoir guéri des abcès par congestion au moyen de l'iode injecté dans la cavité purulente et administré à l'intérieur. Y avait-il des tubercules ? telle est la grande question. Mais M. Boinet nous faisait déjà voir qu'il avait un faible pour l'iode et comptait tirer un bon parti de ce métal. Enfin, dans la séance de l'Académie de Médecine du 28 septembre 1858 (1), il est venu sou-

---

(1) *Bulletin général de thérapeutique,* 1858.

mettre au monde médical le fruit de ses travaux. Non-seulement il emploie les composés chimiques artificiels de l'iode, mais aussi les composés naturels, c'est-à-dire des aliments iodés naturels, comme les fucus, les crucifères, certains sels iodifères et quelques eaux iodées naturelles, et les éléments iodés artificiels comme le pain, le pain d'épice, les gâteaux, les biscuit, le chocolat, le vin, la bière, les sirops, etc., dans lesquels on aide à la présence de l'iode.

Pour faire ses essais, M. Boinet a choisi des styles gravement atteints de dégénérescence strumeuse et offrant toutes les variétés de scrofules, ophthalmies, ulcères, maladies de la peau, ganglites, caries des os, tumeurs blanches ; et, dans la grande majorité des cas, la guérison a eu lieu après un traitement de plusieurs mois. Il a vu que l'alimentation iodée ne produisait ni sensation désagréable au goût, ni douleurs gastralgiques, et que les individus acquéraient de l'appétit, de l'embonpoint ; que chez les jeunes filles le teint se colorait, les règles revenaient et enfin que les seins se développaient. Sous ce dernier chef nous pouvons nous demander si ce développement n'est pas dû plutôt à l'augmentation du tissu cellulaire, qui produit l'embonpoint général, et qui environne abondamment les acini de la glande mammaire, qu'au développement de cette glande elle-même ?

M. Boinet venait de trouver une alimentation iodée pour les adultes, M. Le Barillier, médecin de l'hospice des Enfants à Bordeaux, en proposa une pour les petits êtres qu'il soigne habituellement. Il fit incorporer l'iode à l'état d'iodure de potassium dans les aliments destinés aux vaches, et le lait analysé par M. le professeur Barbet donna les signes caractéristiques dus à la présence d'une notable quantité d'iode.

D'après M. Labourdet, l'iode devient insensible aux animaux qui produisent le lait au bout d'un temps très-court, et l'on peut facilement arriver à obtenir un lait qui contienne 0,25 centigr. d'iode par litre.

On comprend aisément qu'une telle quantité de substance puisse avoir une action manifeste sur l'individu qui l'absorbe.

Dans la méningite tuberculeuse, M. Piorry (1) a tenté l'emploi de l'iodure de potassium à la dose de 1, 2 et 3 grammes par jour, dans 30 grammes d'eau, en trois fois : matin, soir et midi, et quelques cas heureux furent enregistrés.

M. le Dr Luediche (2) se trouva bien aussi de ce médicament dans des cas analogues, et dans ces derniers temps le Dr John Coldstream (3) s'exprime en ces termes sur l'emploi de l'iodure de potassium dans la méningite tuberculeuse :

« Dans tous les cas où la nature des symptômes pouvait me faire croire que l'organe central de l'innervation ou ses enveloppes étaient affectés à un certain degré d'inflammation strumeuse (cérébrite ou méningite tuberculeuse); après avoir purgé modérément les petits malades, et, dans quelques cas, après avoir appliqué un petit nombre de sangsues à la tête, j'ai l'habitude de prescrire l'iodure de potassium à la dose de 0,05 à 0,15 centigram. toutes les trois ou quatre heures, en solution dans une eau carminative quelconque, et je continue ainsi à doses qui varient suivant les symptômes, pendant plusieurs jours ou même jusqu'à ce que la convalescence soit pleinement établie.

Parfois aussi il ajoute un vésicatoire sur le cuir chevelu.

Plus loin, après avoir bien posé que l'iodure de potassium ne sert pas à grand'chose aux périodes avancées des formes tuberculeuses, il dit :

« Je suis convaincu, avec Copland, Wilshire et M. West, que si l'on s'y prenait de bonne heure, on couperait court aux accidents plus souvent qu'on ne le pense. »

Puis plus loin encore :

---

(1) *Traité de médecine pratique.*
(2) *Gazette des hôpitaux,* 1843, t. V, p. 323.
(3) *Bulletin de thérapeutique,* 1860. -

«Ma confiance en ce remède, comme le moyen le plus efficace contre les affections tuberculeuses de la tête, est telle que je prescrirai son emploi sans hésiter, même dans les cas en apparence désespérés. »

Enfin nous dirons que l'iode est encore employé en fermentations faites avec un pinceau trempé dans la teinture d'iode iodurée, dans les ganglites tuberculeuses, en l'appliquant sur les ganglions engorgés; dans les pneumonites de même espèce, en badigeonnant les régions claviculaires; dans les ganglites mésentériques tuberculeuses, en badigeonnant l'abdomen, etc. etc. Remarquons seulement que, si le tubercule occupe un des organes développés par le scrotum, il faudra avoir soin de prendre une solution iodurée étendue d'eau, si l'on veut pratiquer le badigeonnage iodique sur cette partie. Sans ce soin, on produit une douleur très-vive, et parfois la fonte du testicule, comme nous en avons vu un cas sur un enfant de 15 ans.

Nous finirons cette série de composés iodiques, en disant que l'iodure de plomb a aussi tenu sa place dans cette nomenclature.

En 1830, MM. Cottereau et Delisle ont présenté leurs recherches sur ses effets dans la phthisie et les scrofules, effets qui se sont trouvés bien petits.

M. Fouquier l'a donné à la dose de 0,05 centigr. à 0,60 aux phthisiques, et n'a obtenu qu'un temps d'arrêt dans la diarrhée.

Amelin cite grand nombre d'auteurs qui en auraient obtenu de brillants résultats, mais tout porte à croire qu'ils auront eu à combattre des affections qui simulaient le pneumonite tuberculeuse, mais qui en réalité ne dépendaient pas de la tuberculose.

Aujourd'hui, l'iode est bien resté un médicament dont on use contre les manifestations de l'affection tuberculeuse générale, mais il en est de lui comme de bien d'autres, on la donne à tort et à travers, et surtout parce que l'on ne croit pas avoir mieux à donner. Quant à sa spécificité primitive, il n'y a plus guère personne qui y songe. Nous sommes loin de vouloir rétablir ce fait qui a été démontré impossible, mais nous désirons faire voir que l'iodé a quelques propriétés qui sont utiles contre les différentes formes de la tuberculose, et au moyen desquelles on peut enrayer la maladie à son début. Pour cela, nous allons nous permettre de rappeler certaines propriétés physiologiques des corps dont nous parlons.

L'iode est un agent très-énergique, une substance stimulante sous l'influence de laquelle la peau devient chaude, l'appétit augmente, la circulation devient plus rapide, et qui, si elle est portée à une dose assez élevée, produit de la diarrhée, du coryza, de la céphalalgie, de l'insomnie, en un mot développe un empoisonnement connu sous le nom d'*iodisme*.

Toutes les préparations médicamenteuses de ce corps sont susceptibles de produire des effets généraux analogues, avec des différences d'intensité, suivant le degré d'énergie des préparations employées, et surtout suivant leurs doses.

Pour nous débarrasser de la question d'iodisme, nous dirons de suite qu'en agissant avec prudence on n'aura pas à redouter d'accidents. C'est surtout lorsque l'on aura affaire à des sujets qui auront dépassé leur quarantième année, que l'on devra se préoccuper avec soin de l'état de tolérance du médicament, avant cet âge, l'intoxication iodique est rare.

Ceci établi, supposons que nous avons à traiter un malade qui nous offre les signes précurseurs du développement des tubercules, et voyons ce que l'iode pourra produire chez lui.

Comme excitant général, ce métal va d'abord rétablir dans son intégrité les fonctions de la peau qui ont pu être altérées ; il excitera l'appétit, imprimera de la force à la digestion, et amènera une assimilation plus prompte et meilleure. En activant le mouvement circulatoire du sang, il le fera parvenir plus vivement dans les capillaires, pour y déposer les bons matériaux qu'il renferme, et s'emparer de ceux qui peuvent nuire à l'économie : or, parmi ceux-ci se trouvent les éléments latents du tubercule; donc, nous nous trouvons amené à conclure que l'iode est un bon préservatif de la manifestation tuberculeuse, et un médicament presque certain contre les premiers moments de cette maladie.

Si au contraire le malade supposé se trouve arrivé à une période telle, qu'il y a déjà des tubercules déposés dans un point quelconque de l'économie, devra-t-on encore employer l'iode pour combattre l'affection qui éclate?

Ici la question est complexe. S'il y a quelques tendances à l'état aigu, nous croyons qu'il est sage de bannir l'iode comme nous avons repoussé le fer; à plus forte raison n'accepterons-nous pas les composés divers de fer et d'iode.

Mais, si l'affection est d'une chronicité telle que l'état aigu ne soit pas à redouter, peut-être sera-t-on en droit d'attendre quelques améliorations à survenir par l'usage de la médication iodée. Quel est le praticien qui osera établir, d'une manière certaine et infaillible, cette chronicité? Nous savons que tout produit étranger est repoussé par la nature; que cette nature emploie l'inflammation périphérique pour se débarrasser de ce corps, donc nous devons plutôt nous attendre à voir apparaître un état aigu qu'un état chronique.

Ces deux mots, *aigu* et *chronique,* nous forcent à faire une petite digression, afin d'établir ce que nous entendons par l'un et par l'autre.

Par état aigu dans la tuberculose, nous entendons celui qui amène infailliblement avec lui une inflammation autour des tubercules sécrétés; par état chronique, au contraire, nous définissons cette sécrétion lente et inaperçue des tubercules qui se déposent sans donner lieu à la moindre réaction. Or, excepté quelques endroits comme le cerveau, par exemple, en général le tubercule amène avec lui une irritation circonvoisine dont on ne se préoccupe pas assez.

D'après ce qui précède, nous croyons que toutes les fois que des tubercules seront diagnostiqués, il sera sage de ne pas vouloir attaquer l'état général au moyen de l'iode; sans cela, en admettant

même l'état chronique existant, on s'expose à faire cesser cette
bonne disposition de l'organisme à la non-réaction, et l'on abrége
d'autant un laps de temps que l'on peut employer à combattre la
maladie avec d'autres armes. De plus, en supposant toujours la
chronicité, et la chronicité tenace, on s'expose à user d'un médicament qui, au lieu d'agir en bien, va faire la fonction d'altérant, et
par conséquent hâter la désorganisation générale. Car l'iode excite
bien le système lympathique et glandulaire ; sous son influence, les
lymphatiques résorbent davantage les résidus de la nutrition, et il
résulte de cette absorption interstitielle activée, que les parties en-
gorgées doivent disparaître. Mais, si on donne l'iode en trop grande
abondance, cette action résorbante est augmentée, puis dépassée de
ses limites thérapeutiques, et il en résulte des effets altérants, dont
on voit de suite des traces aux glandes qui se fondent. Si pourtant
dans l'état chronique on veut essayer l'usage de l'iode, il faudra en
suspendre l'emploi de temps à autre. Ainsi, huit jours étant la limite
d'élimination de l'iode chez l'homme, on peut, après huit jours de
traitement, s'arrêter pendant dix autres jours ; pendant ce temps,
l'économie n'en sera pas moins sous l'influence du médicament,
hormis pendant les deux derniers jours, et on aura le temps de s'assurer s'il ne s'est produit de nouveaux symptômes morbides aggra-
vants ; dans ce cas, le praticien sera libre de continuer l'usage de
son médicament. Remarquons en passant que l'alimentation iodée
de M. Boinet n'est pas soumise à une règle aussi sévère, mais
qu'elle n'en est pas non plus complétement affranchie.

Comme nous le dirons lorsque nous proposerons notre traitement, nous préférons l'emploi externe de l'iode à son usage interne.

Admettons maintenant que le malade est porteur de cavernes, et
voyons si l'iode peut lui être de quelque utilité.

Administré à l'intérieur, ce médicament va toujours agir comme
excitant; donc, il faut le repousser.

Donné en fumigations, il n'en est plus tout à fait de même. Le

malade est sous le coup d'une résorption purulente, qui va l'em-
poisonner doucement, il est vrai, mais sûrement. L'iode est reconnu
comme antipyogénique ; par conséquent, si l'on peut faire arriver
les vapeurs de ce corps-là où le pus est sécrété, on va le rendre imputrescible, éviter la fièvre hectique et ménager d'autant les forces
du malade.

Est-ce à dire que toute caverne doit être traitée par des aspirations iodées ? Non ; car si le malade ne porte qu'un nombre très-
restreint de cavernes, s'il est assez fort encore pour résister aux
suites de la désorganisation locale, il ne faut pas l'exposer à une
nouvelle éclosion de tubercules, mais employer les moyens vraiment bons pour tâcher d'obtenir la cicatrisation de ces cavernes.
C'est sans doute pour toutes les raisons qui précèdent, que M. le
Dr Tiercelin repousse presque complétement l'iode et le brome qui,
suivant lui, n'ont pas de vertus bien grandes, et ont au contraire de
grands dangers.

Toutes ces considérations nous expliquent aussi pourquoi tels
auteurs ont eu des succès en employant l'iode, et que tels autres
n'ont pu rien obtenir de semblable. Les uns ont expérimenté sur
des sujets placés dans des conditions entièrement dissemblables de
celles que possédaient les sujets des autres, bien que la maladie fût
une dans son essence.

Nous serons moins sévère pour le scrofule, et en cela nous res-
tons parfaitement d'accord avec nous-même, puisque nous regardons cet état comme l'avant-coureur du tubercule. Nous dirons
donc que toutes les manifestations de la scrofule, dans lesquelles le
tubercule n'entrera encore pour rien, réclament l'emploi de l'iode,
depuis l'engorgement ganglionnaire jusqu'à la tumeur blanche. Si
tel est notre avis, c'est que nous pensons que l'iode met l'économie
dans l'impossibilité de sécréter le tubercule, et en ceci, nous nous
appuyons sur une chose que tout le monde sait, à savoir : que l'iode
est un des corps les plus répandus dans la nature, et que, non-seu-

11

lement il est un bon médicament, mais aussi un aliment indispensable à l'entretien d'une riche existence ; car, comme l'ont démontré les travaux récents, c'est dans les contrées où l'iode manque, que l'on voit se développer le goître, les scrofules, les constitutions lymphatiques, la pneumonite tuberculeuse, et toutes les affections dépendant de la débilité générale de l'organisme.

Pour ceux qui voudraient essayer de l'iode dans le traitement de la tuberculose, nous dirons qu'il faut avoir soin d'arrêter son usage si le malade se plaint d'insomnie, de céphalalgie frontale, de coryza ; parce qu'alors il y a saturation de l'économie, et que l'iodisme est sur le point de se déclarer. C'est surtout dans les premiers temps du traitement que l'on doit observer scrupuleusement, car nous voyons chaque jour un sujet ne pas être incommodé par une dose de médicament, qui produira un résultat tout contraire sur un autre individu. On ne devra pourtant pas s'inquiéter de l'urine qui devient toujours plus abondante, phénomène qui s'explique bien facilement, quand on se souvient que le rein est le principal éliminateur de l'iode, et que les vingt-neuf trentièmes de ce corps passent par là.

M. le professeur Trousseau donne à l'iode une vertu emménagogue que n'admet pas M. Grisolle. Sous l'influence de cet agent, la menstruation, d'après M. Trousseau, serait plus abondante. Ce fait ne doit pas nous échapper. Dans les débuts des affections tuberculeuses, il faut épargner autant que possible les forces des malades ; il faudra donc s'enquérir de l'état habituel de la menstruation, et, pour peu que l'écoulement sanguin soit trop abondant, prescrire promptement les anti-emménagogues.

CHAPITRE VII.

Mercuriaux.

Le mercure a une action générale tellement bien établie, que nous devions naturellement le trouver proposé contre la tuberculose ; seulement les formes se diversifient le plus souvent avec la forme de la maladie, fait qui nous semble plutôt tenir à la découverte successive des composés mercuriaux qu'au choix spécial des médecins qui les ont essayés.

Dans la ganglite tuberculeuse, l'onguent napolitain a été prescrit en onctions, afin de combattre l'engorgement.

Pitschaft a ensuite administré à l'intérieur le cinabre factice, uni au précipité rouge et à la ciguë, persuadé que le vice scrofuleux tient toujours à un état de syphilis héréditaire.

M. Gibert (1) donnait le deuto-iodure de mercure, uni à l'iodure de potassium, et ce traitement complexe lui a fourni quelques bons résultats. Qu'est-ce qui agissait ? Est-ce le mercure, est-ce l'iode ? Autant de questions, autant de points à résoudre. Ce médicament était donné soit en sirop, soit en pilules.

Aujourd'hui, c'est surtout le proto-iodure de mercure qui s'est mis en tête des mercuriaux opposés aux engorgements ganglionnaires ; la dose en varie suivant l'âge et la tolérance des sujets.

Enfin, au fur et à mesure que de nouvelles combinaisons mercurielles ont vu le jour, elles ont pris rang parmi les antiscrofuleux soit comme traitement interne, soit comme traitement externe ; mais c'est surtout les pommades qui ont joué un grand rôle. Ainsi M. le Dr Rochard (2) a prôné l'iodhydrargyrite de chlorure mercureux en

---

(1) *Bulletin de thérapeutique,* juin 1844.

(2) *L'Union médicale,* janvier 1847.

frictions, en employant 1 gramme de ce composé pour 30 grammes
d'axonge. On comprendra facilement que ce docteur recherchait
plutôt une action générale sur l'économie, qu'une action locale ; car
il ordonnait ses frictions soit sur les parties malades, soit aux aisselles, sur les cuisses, le dos ou la poitrine, dans le but évident d'obtenir une absorption.

L'onguent napolitain résolvant des engorgements strumeux, on
songea à résoudre avec lui les productions morbides développées
dans la pneumonite tuberculeuse ; on en fit donc des frictions sur
le thorax. Petit à petit, l'action générale du mercure se faisant constater, on employa le même onguent en frictions sous les bras, sur
l'aine, en un mot, partout où on pouvait espérer que l'absorption
mercurielle se ferait aisément, comme sur la surface d'un cautère,
d'après Stokes.

Les Drs Graves, Marsch et Stokes, vantèrent le traitement hydrar-
gyrique contre la même forme de tuberculose.

Desault, de Bordeaux, donna de grands éloges au sirop de sublimé.

Gilchrist, sans y compter beaucoup, lui attribue néanmoins une
certaine vertu.

Van Swieten et sa liqueur furent à la mode, et Brieude vint dire
que le sublimé, ordonné prudemment, est un remède efficace pour
résoudre les tubercules pulmonaires et les obstructions des viscères
abdominaux. Il conseillait pourtant de s'en abstenir lorsqu'il y avait
colliquation.

Bayle, plus clairvoyant, ne donnait le bichlorure de mercure que
s'il y avait complication de syphilis, imitant ainsi la conduite de
Baumes. Enfin, dans ces derniers temps, M. le Dr Aussandon essaya
de remettre en usage le chlorure mercureux.

Si le mercure a semblé donner de bons résultats dans les deux
affections où nous venons de le voir, il a encore bien mieux agi, au
dire des auteurs, contre la méningite tuberculeuse. Dans cette manifestation du tubercule, on l'a conseillé et à l'intérieur, et à l'extérieur.

A l'extérieur, c'est sous forme de frictions qu'on le prescrit, et l'on choisit dans ce cas l'onguent napolitain, que l'on applique sur la tête préalablement rasée, ou sur une partie du corps capable d'absorber assez rapidement.

A l'intérieur, le calomel est la préparation que l'on emploie le plus généralement; on le donne depuis 0,10 centigr. jusqu'à 0,60, et même jusqu'à 13 grammes, comme le fit Thompson, en Angleterre, en doses fractionnées de 0,02 à 0,03 centigr., de demi-heure en demi-heure.

M. Law (1) préférait fractionner davantage les doses. Dans sa pratique, il ordonnait une pilule contenant 0,005 milligr. de calomel, donnée d'heure en heure jusqu'à production de salivation.

Legendre préférait donner 0,10 centigr. en 20 paquets, administrés un toutes les heures. Si la salivation arrive, on constate bien un peu de mieux, comme le disent les autres maîtres; mais de guérisons, on en voit bien rarement. Nous avons dit, si la salivation arrive, parce que bien souvent on a du mal à la produire, comme nous avons eu lieu de le constater bien souvent à l'hôpital Sainte-Eugénie. On dit que ce fait peut bien tenir à l'insuffisance des chlorures alcalins dans le tube digestif des enfants; nous nous sommes demandé pourquoi, alors, on n'avait pas plutôt recours aux préparations de sublimé, qui n'auraient plus besoin de subir une transformation pour donner une réaction?

MM. Trousseau et Martin, ce dernier avec le diagnostic de M. Rostan, disent avoir guéri chacun deux cas de méningite tuberculeuse en employant les onctions mercurielles sur le cuir chevelu dépouillé de ses cheveux, et le calomel à l'intérieur.

D'un autre côté, M. Guersant, (2) cite deux cas de guérison avec l'onguent napolitain seul, appliqué en frictions sur le cuir chevelu et le cou.

En général, la médication altérante semble ne pas être faite assez

---

(1) *Gazette médicale;* Paris, 1839.
(2) *Dict. méd.* en 17 vol., t. IX; 1827.

vite, avec assez de fermeté, pour éviter les dépôts fibro-plastiques, fibrineux si l'on veut, qui viennent donner un coup de fouet à l'inflammation.

Dans les autres affections tuberculeuses, ç'est encore l'onguent napolitain en onctions ou en frictions qui a eu la palme. Tantôt on le donne pur, tantôt allié à l'extrait de belladone, comme dans la péritonite tuberculeuse.

Il va sans dire que ces divers modes d'emploi du mercure ont donné quelques cas de guérison entre les mains de ceux qui les ont vantés; et, admettant ces faits, nous ne pouvons pas croire que ce soit l'action locale qui ait produit le mieux constaté. Nous croyons bien plutôt à l'action altérante générale du médicament; aussi, en vertu de cette action même qui amène l'amaigrissement du malade, nous ne reculons pas devant la radiation du mercure de la liste des médicaments antituberculeux. Nous nous expliquons les cas de guérison obtenus avec lui, dans les cas autres que la méningite tuberculeuse, par son action sur un état syphilitique préexistant, et nous pensons qu'il n'y a que dans ces cas où l'on aura pu en retirer de bons effets. Ceci nous mène à conclure que toutes les fois qu'un état tuberculeux s'attaquera à un être syphilitique, il sera utile de soumettre cette individualité à l'action des antisyphilitiques, et du mercure en particulier. Ce sera alors au médecin à voir quelle est la composition mercurielle qu'il devra prescrire de préférence, et nous ne sommes pas loin de croire que les frictions d'onguent napolitain seront ce qui conviendra le mieux. Avec elles, on pourra faire agir le mercure sur le malade sans fatiguer les organes digestifs, que l'on pourra alors soumettre à l'action des autres médicaments propres à combattre la tuberculose elle-même.

Nous avons fait une restriction pour la méningite tuberculeuse, parce que cette maladie est tellement rapide et si souvent mortelle, pour ne pas dire toujours, que nous n'oserions pas essayer de lier les mains d'un médecin devant un tel fléau, en l'astreignant presque malgré lui à employer telle ou telle médication. Pour nous, vu les motifs que nous avons exposés plus haut, nous nous empresserions d'imiter M. le professeur Trousseau, en employant largement l'onguent napolitain sur le cuir chevelu, et en administrant à l'intérieur d'autres préparations qui nous sembleraient urgentes, et surtout le tartre stibié, comme nous le dirons en concluant.

CHAPITRE VIII.

Sels alcalins.

Les sels alcalins, comme nous allons le voir, ont joui depuis longtemps d'une grande réputation comme fondants : aussi ont-ils été employés pour combattre les engorgements, et, par contre, les manifestations de la tuberculose, que l'on a placée au même rang.

§ Ier. *Sous-carbonate de potasse et de soude.* — Ces sels, placés parmi les apéritifs, les diurétiques et les fondants, avaient déjà été donnés contre les engorgements chroniques connus, lorsqu'on les appliqua au traitement de la tuberculose.

Alibert (1) place ces deux composés au même rang contre les maladies atoniques des vaisseaux lymphatiques, et avec lui grand nombre de médecins leur reconnaissent une vertu antiscrofuleuse. On les administrait, dans ce cas, sous forme de la potion suivante :

> ♃ Sous-carbonate de potasse ou de soude.   4 grammes.
> Eau de camomille........................   90   —
> Sirop de gentiane................... }
> Teinture de quinquina.............. } ãa 4   —

à faire prendre par cuillerée dans les vingt-quatre heures.

---

(1) *Thérapeutique,* 1826.

Il paraîtrait que la vertu de cette potion était telle, qu'on lui donnait le nom de *potion antiscrofuleuse*.

J.-J. Pascal (1), de Strasbourg, donnait le sous-carbonate de potasse dans la phthisie, à titre de fondant des tubercules, qui, selon lui, étaient surtout composés d'albumine : il prescrivit ce sel à la dose de 0,1 décigr. par potion, et le malade devait prendre deux de ces potions par jour; après quelques jours, il augmentait progressivement jusqu'à l'administration de 1 gramme de ce médicament par jour. Dans son ouvrage, il place le sous-carbonate de potasse sur la même ligne que la soude et l'ammoniaque; mais pour ce qui est de l'alcool, des acides, du chlore, il les repousse comme produisant la solidification de l'albumine au lieu de la dissolution.

Pour administrer le médicament, il conseille d'en faire une solution au dixième, et d'en donner 20 ou 30 gouttes deux fois par jour, dans une potion gommeuse. Mais, malgré toutes ces précautions, il ne peut fournir un seul cas où la guérison de la maladie se trouve bien constatée. On arrive seulement à voir qu'il se produit bien une certaine action sur l'économie, action qui est loin d'être nuisible; mais on ne constate pas la disparition des tubercules. Or, pour ce qui est de l'action générale, elle était connue depuis longtemps, et c'est même elle qui nous fait comprendre comment on peut se laisser glisser sur la pente de l'erreur. Sous l'influence des sous-carbonates dont nous parlons, l'appétit se relève, la digestion se fait mieux, et ce grand acte, joint au repos qui accompagne tout traitement, suffit pour produire un mieux passager.

§ II. *Hydrochlorates.* — Plus encore que les carbonates, les hydrochlorates ont tenu une large place dans la médication antituberculeuse.

---

(1) *Guérison de la phthisie*, in-8°; Paris, 1839.

A. *Hydrochlorate de baryte.* Le muriate de baryte date, en médecine, de 1789. Crawford (1), médecin de l'hôpital Saint-Thomas, à Londres, l'employa le premier contre les scrofules, et publia bientôt 17 cas de guérison obtenus avec ce médicament.

En 1791, des professeurs d'Édimbourg répétèrent les essais de Crawford devant Scassi (2), médecin italien, qui cite 22 observations de guérison de scrofules, obtenus tant par lui que par ses confrères : dans celles de Mojon, on trouve des engorgements glandulaires et des ulcères scrofuleux atoniques guéris par l'usage de l'hydrochlorate de baryte, *intus* et *extra.*

Scassi avait une solution au maximum de concentration, c'est-à-dire 0,60 centigr. pour 3 grammes d'eau distillée, dont il donnait depuis 4 gouttes jusqu'à 60 gouttes par jour dans de l'eau sucrée, une tisane ou un sirop. Il avait la précaution de commencer par 2 gouttes, matin et soir, pour habituer l'estomac à ce remède contre lequel il se révolte facilement ; et dans les cas de répulsion, on associait la solution médicamenteuse à un peu de sirop de pavot blanc (très-mauvaise préparation suivant nous), ou bien au sirop de cannelle. Si, malgré ces précautions, il survenait des nausées et à plus forte raison des vomissements, on suspendait le médicament pour ne le reprendre qu'à doses moindres.

MM. Scassi, Mojon et autres, ont donné le muriate de baryte aux nourrices dont les nourrissons avaient besoin d'être soumis à l'action de cet agent, et d'après eux, l'effet s'est tout aussi bien manifesté que si le médicament avait été pris par la bouche du malade lui-même ; enfin ils ont soin d'associer à leur médication tous les moyens hygiéniques requis contre l'affection traitée.

Nous ne parlerons pas des solutions employées par MM. Mojon et Mongiardini, leur formule est un peu différente de celle de Scassi,

---

(1) *Med. comment.,* t. II ; London, 1789.
(2) *Dissertazione sull' uso del muriato di barite,* in-8° ; Genova, 1809.

12

et a le défaut de ne pas contenir le sel à l'état de saturation, c'est tout simplement des formules arbitraires.

Nous avons dit que l'hydrochlorate de baryte est usité extérieurement. C'est M. Mojon qui le premier eut l'idée de l'employer ainsi : il fit lotionner les ulcères scrofuleux atoniques de la surface du corps avec de l'eau saturée de muriate de baryte, et fomenter ensuite les mêmes surfaces avec des plumasseaux de charpie trempés dans la même solution.

Dans d'autres hôpitaux d'Italie, on traita les tumeurs scrofuleuses par l'application de compresses trempées dans une forte solution du sel de baryte, tout en administrant le même médicament à l'intérieur.

Sans s'arrêter aux accidents de scrofule dont nous venons de parler, on proposa, contre les ophthalmies scrofuleuses purulentes, le collyre suivant :

℞ Muriate de baryte.............	
Eau distillée..................	30 grammes.
Mucilage de semence de coing...	1,20 centigr.
Laudanum de Rousseau.........	0,30 —

pour laver les paupières plusieurs fois par jour, en en laissant tomber quelques gouttes dans la gouttière palpébrale.

Enfin les résultats obtenus avec cette médication ont été, à ce qu'il paraît, tellement frappants, qu'aujourd'hui encore, l'hydrochlorate de baryte est employé en Italie contre les scrofules médicales et chirurgicales.

Pendant que ce médicament produisait presque des miracles en Angleterre et en Italie, on commença à l'essayer en France, où il avait été introduit par un médecin italien du nom de Pirondi. D'après ce docteur, Lisfranc, en 1835, donnait à l'hôpital de la Pitié le muriate de baryte, dans les tumeurs blanches scrofuleuses, en commençant par 0,50 centigr. et s'arrêtant à 1 gram. 20; mais il faut dire aussi qu'il associait à son traitement la compression et les évacuations sanguinés locales, moyens qui produisent toujours un effet qu'il ne faut pas perdre de vue.

Pinel ne repousse pas ce médicament contre la scrofule, mais il y compte peu.

Baudelocque, Lauth, le Dr Payan, ont donné l'hydrochlorate de baryte avec des succès variables; mais ce dernier, au lieu de le prescrire dans tous les cas, le réservait seulement aux scrofuleux chez lesquels il existe un état d'excitation très-marqué, et *où l'on ne trouve pas les attributs du tempérament lymphatique ;* il le donnait aussi dans les caries, les nécroses, les ophthalmies. Nous comprenons très-bien que certains scrofuleux puissent posséder un état d'excitation très-marqué, mais nous nous demandons si réellement on peut admettre que l'on trouve des états pathologiques scrofuleux chez des individus non lymphatiques? Jusqu'à présent nous n'avons pu nous expliquer l'idée du Dr Payan. Quoi qu'il en soit, il le donnait d'abord à la dose de 0,05 centigrammes dans 100 grammes d'eau, à prendre par cuillerées, de deux en deux heures, et en augmentant la dose de 0,05 centigrammes, tous les deux ou trois jours, jusqu'à ce que l'on fût parvenu à 0,35 centigrammes.

Crawford, à la suite de ses expériences sur les scrofuleux, avait conseillé l'usage de l'hydrochlorate de baryte contre la phthisie. Hufeland suivit son exemple avec plus d'assiduité, et nous verrons que Robert Thomas l'ordonne aussi à une certaine période de son traitement.

Malgré toutes ces autorités, le muriate de baryte est tombé en oubli en France, où on ne lui a pas vu produire les effets que l'on disait obtenir de lui ailleurs.

Si nous nous sommes assez étendu sur ce genre de traitement, c'est que nous nous sommes demandé s'il avait toujours bien été appliqué, surtout chez nous; à la façon dont en parlent les auteurs, ce n'est pas lorsque le tubercule serait développé que l'on devrait avoir recours à lui, mais lorsque la maladie en est encore à sa première période; ce fait du reste est prouvé pour nous, par la recommandation que fait Crawford de le prescrire *au début de la phthisie pulmonaire*, recommandation que les auteurs du Dictionnaire de médecine ont soin de reproduire.

Toutefois hâtons-nous de dire que si l'on est tenté de faire de nouvelles expériences avec ce produit chimique, on doit y apporter une grande prudence, et ne pas oublier que l'hydrochlorate de baryte est un poison violent.

B. *Hydrochlorate de chaux.* Mojon remplaça dans le traitement des scrofules le muriate de baryte par l'hydrochlorate de chaux, lorsque le premier ne pouvait être supporté par les malades.

On le donna à la dose de 2 grammes pour 100 d'eau, à prendre par cuillerée, de deux heures en deux heures.

Dans la pneumonite tuberculeuse, Beddoës l'unissait à la jusquiame ; Robert Thomas le met sur le même rang que le chlorhydrate de baryte, en commençant par en donner d'abord 4 gram. par jour, pour augmenter la dose successivement.

Hirsog, de Posen, le donnait d'abord à la dose de 2 gram. dans 180 grammes d'eau sucrée, à laquelle on ajoutait 8 grammes d'eau de laurier-cerise. Le malade prenait 4 cuillerées par jour de cette potion, et à mesure que le traitement avançait, on augmentait la dose de chlorure de calcium, sans pourtant dépasser jamais 8 gr.

D'après une traduction, le Dr Hirsog aurait guéri un malade offrant tous les symptômes de la tuberculisation pulmonaire, et rendant des crachats puriformes, dans un espace de quatorze jours, en prenant comme adjuvants les révulsifs cutanés ; un autre malade aurait été guéri en cinq semaines et demie.

Que pouvons-nous dire devant ces observations ?

Nous avons déjà vu bien des pneumonites tuberculeuses, et jamais nous n'en avons vu guérir en quinze jours, ni même en trente, surtout s'il y avait des crachats puriformes.

C. *Hydrochlorate d'ammoniaque.* Les chlorhydrates à base de potasse de chaux ayant été essayés, on ne voulut pas rester en retard vis-à-vis de l'ammoniaque qui constitue une base non moins puissante que les deux autres.

Cless employa le muriate d'ammoniaque à la dose de 800 grammes en onze semaines. Le plus souvent il donnait 180 à 200 grammes en quinze jours. Mais, malgré ces doses énormes, il n'obtint pas de grands résultats.

Becker, de Moscou, cite deux cas de guérison obtenus sous l'influence de la vapeur d'eau de sel marin et de sel ammoniac, dans laquelle les malades étaient constamment plongés.

Malgré l'incommodité de ce traitement, s'il devait produire des guérisons, on devrait se hâter de l'employer, mais l'expérience ne lui fut pas favorable : elle ne le fut pas non plus pour ces corps qui ont aussi pour base la soude, et qui ont remué un peu le monde médical, nous voulons parler du chlorure de sodium et des hypophosphites qui feront le sujet d'articles spéciaux.

D. Quant au *nitrate de potasse,* nous ne connaissons que Bayle qui l'ait donné uni au chiendent, pour combattre l'œdème qui survient chez les phthisiques, et encore le remplaçait-il souvent par l'oxymel scillitique ou les autres diurétiques, s'il n'obtenait pas promptement une amélioration dans l'état du malade.

Dans la méningite tuberculeuse, quelques auteurs l'ont essayé, mais sans succès marqués.

CHAPITRE IX.

Narcotiques.

§ Ier. *Opiacés.* — Les opiacés, connus depuis l'antiquité, ont été spécialement affectés à la cure de la tuberculose pulmonaire, n'entrant dans le traitement des autres formes de tuberculisation qu'à titre de palliatifs.

Employés déjà par Hippocrate, ses successeurs ne les repoussèrent pas ; mais Diagoras, Aetius, Trallianus, Paulus, les prescrivaient rarement. Ce fut surtout Rhasès, Avicenne, Avenzoar, qui vantèrent les qualités de l'opium, et depuis ce temps nous savons quels abus on en a fait.

Sydenham (1), tout en leur reconnaissant la propriété de corrompre les digestions et d'affaiblir les fonctions naturelles, ordonne néanmoins les opiacés pour combattre la pneumonite tuberculeuse, ou plutôt pour se rendre maître des douleurs pleurétiques, comme l'ont fait Boerhaave et Tralles.

Swietenius (2) prescrit l'opium le soir pour calmer la toux et la rendre tolérable. Seulement nous pensons qu'il se trompe lorsqu'il dit que la coction des humeurs se fait sous son influence et que la toux devient plus facile : pour la coction des humeurs, nous n'en parlerons pas, mais quant à la toux, nous dirons que, selon nous, loin de la rendre plus facile, l'opium doit au contraire la rendre pénible lorsque la nature est obligée de la produire pour évacuer le trop plein des bronches.

Vorestus (3) a emprunté à Haly la formule de poudre opiacée qu'il

---

(1) *Opera medica,* t. I, p. 528.
(2) *Comment.,* t. IV, p. 104.
(3) *Opera omnia,* lib. xiv ; Rothom., 1653.

prescrit ; elle a pour base le pavot blanc, c'est-à-dire un des plus riches en opium.

Morton donne l'opium à la troisième période de la tuberculose pulmonaire, et, bien qu'à ce moment le praticien n'ait plus grand espoir d'obtenir une guérison , il a pourtant le soin de ne l'administrer que tous les trois ou quatre jours, pour modérer la diarrhée qu'il ne veut pas arrêter dans la crainte de voir survenir une oppression plus grande. Avec l'opium il a soin de faire prendre les astringents, ce qui semble un peu en contradiction avec son but primitif ; car les narcotiques seuls, à moins qu'on n'en modère énormément la dose, ont presque toujours raison du symptôme précité.

Reid regarde l'opium comme un simple calmant.

Cullen va plus loin ; il blâme ses devanciers de l'avoir donné contre les états inflammatoires, et surtout contre cette complication si ordinaire de la tuberculose pulmonaire, l'hémoptysie.

Plus près de nous, Fisez (1), Fournier (2), de Méza (3), recommandent l'usage de l'opium pour combattre les tubercules pulmonaires. Le dernier de ces auteurs le regarde comme un bon curatif, si on l'unit aux saignées ; pourtant, selon lui, si le courage du malade s'abat, si la toux et la douleur augmentent, il faut en suspendre l'emploi.

Brieude prend un juste milieu entre les auteurs précédents ; il dit qu'il faut user très-sobrement des narcotiques..., parce que le calme qu'ils procurent abrége les jours du malade ; il ne l'accepte qu'à la dernière période. Il se trouvait bien de l'usage de l'opium uni à la magnésie pour mettre arrêt aux vomissements.

Demalet s'attache surtout à détruire la sensibilité, aussi donne-t-il l'opium, les pilules de cynoglosse, le sirop diacode, de nymphea,

---

(1) *Traité des fièvres,* p. 261.

(2) *Observations sur la fièvre lente.*

(3) *Collect. Societ. medic. Hann.,* t. II, p. 309. Mém. *de Opio, phthiseos, prophylactico.*

pour tuer la sensibilité intérieure, et fait-il des applications narcotiques sur les parties disposées à un état de sensibilité excessif.

Baumes, sans en paraître grand partisan, n'ose pourtantp as proscrire l'opium, parce qu'il admet que c'est un bon combattant de la toux, qui, selon nous, est un des accidents les plus fâcheux. C'est en vertu de cette action calmante qu'il le regarde non-seulement comme palliatif, mais encore comme très-efficace.

Bayle ne se sert des opiacés que pour combattre les divers symptômes, aussi il les unit aux toniques pour diminuer la fièvre ; il donne l'opium ou le sirop diacode contre l'insomnie, mais seulement de deux jours en deux jours, pour éviter la constipation ou les sueurs abondantes.

Schmidt reconnaît bien que l'opium accélère la marche de la pneumonite tuberculeuse, mais il émet une idée assez hasardeuse lorsqu'il conseille de l'associer à la poudre d'yeux d'écrevisse pour lui enlever ses propriétés malfaisantes. On obtiendrait ainsi un remède très-efficace contre la toux et l'insomnie.

Enfin le laudanum, soit seul, soit associé à l'acétate de plomb ou au carbonate de soude, a été prescrit pour combattre la diarrhée.

Dans toutes les autres formes de la tuberculose, l'opium et ses composés ont été administrés pour combattre le symptôme douleur, et il est de ces formes graves où, comme dans la période ultime de la phthisie, on ne peut le repousser complétement. Quelques auteurs ont bien voulu en faire la base d'un traitement contre la méningite tuberculeuse, mais ils n'ont pas eu de nombreux imitateurs.

§ II. *Ciguë.* — La ciguë a occupé dans le traitement de la tuberculose une place aussi large, si pas plus, que l'opium, bien qu'elle ne remonte pas aussi haut dans la chronologie médicale ; pourtant elle était déjà en usage du temps de Pline (1), qui nous apprend

---

(1) Liber xxvi.

qu'à l'aide de cette plante on peut guérir les tumeurs et les ulcères cacoèthes.

Razoux (1) la prescrivait « tuberculorum iu mammis » et *aliorum malorum.*

Tricourt (2) la donnait dans la scrofule maligne, et ce mot *maligne* nous porte à croire que ce devait être dans la forme tuberculeuse.

Fothergill (3) et Rutty (4) s'en servaient dans la scrofule, non pas à titre de spécifique, mais afin de rendre le pus de meilleure qualité. Le dernier de ces auteurs la prescrivait en outre contre la vomique des poumons, leur obstruction et leur ulcération.

Fare (5) tâchait de résoudre avec elle les tumeurs scrofuleuses et Whytt (6) la donnait contre la débilité générale.

Du temps de Murray (7), on la regardait comme un dépuratif du sang ; aussi donne-t-il une longue liste des maladies qu'elle devait guérir, et parmi elles nous trouvons toutes les formes de la tuberculose.

D'après un autre, Viventi, médecin de Naples, aurait guéri avec la ciguë un ivrogne atteint de phthisie, et Quarin, médecin de Vienne, n'aurait eu qu'à s'en louer dans des cas analogues.

Dans la forme scrofuleuse, Baudelocque (8) a obtenu à l'hôpital des Enfants quelques succès par son usage à l'intérieur et à l'exté-

---

(1) *Dissertat. epistol. de cicuta,* 1780.

(2) *Mém. de chirurgie,* p. 428 et suiv.

(3) *Medical observations and inquiries,* t. III.

(4) *Medical observations and inquiries,* t. III.

(5) *Richter's biblioth.,* t. VI, p. 51. *Practice of surgery.*

(6) *On nervous disord.*

(7) *Apparatus medicaminum,* t. 1, p. 332 ; Gœttingæ, 1793.

(8) *Études sur la maladie scrofuleuse;* in-8°; Paris, 1835, et *Bulletins de thérapeutique,* t. IX, 1835.

rieur; mais ils n'ont pas compensé les accidents dont il a été témoin; accidents assez sérieux pour demander l'emploi de la saignée et des acides. Il avait été conduit à administrer la ciguë en lisant neuf observations de Dupuy de la Parchère, toutes favorables au médicament qui nous occupe; il donnait l'extrait alcoolique de ciguë en pilules, en commençant par 0,10 centigr. matin et soir, et en augmentant la dose chaque semaine de 0,20 centigr. A l'extérieur il faisait appliquer de la ciguë fraîche écrasée, et enfin il prescrivait un purgatif tous les huit jours.

Dans la pneumonite tuberculeuse, la ciguë a été prescrite comme résolutif des tubercules ou comme calmant.

Outre les auteurs cités plus haut, nous la trouvons employée par Baumes, qui affirme que ce remède doit être précieux ou comme curatif, ou comme prophylactique; mais, pour qu'il réussisse, il faut que la maladie soit causée par un épaississement des fluides : s'il y a dissolution du sang réelle ou *imminente,* ce remède est funeste.

Comment Baumes reconnaissait-il une dissolution *imminente* du sang? Il ne nous l'apprend pas.

Alibert recommande les fumigations d'éther cicuté, moyen dangereux qui n'a pas donné de grands effets.

Williams Stokes, plus prudent, ordonne ses fumigations avec :

Eau bouillante.................... 400 grammes.
Extrait de ciguë.............. . 0,75 centigr. à 1 gr.

mais il n'est pas plus heureux quant aux terminaisons.

Hufeland cite un cas de guérison où il avait commencé par donner l'extrait à la dose de 50 centigr., dose qui fut élevée progressivement jusqu'à 2 grammes. Bien que la ciguë fût la base du traitement, il y eut une foule de petites choses ordonnées, et qui n'auront pas contribué pour peu dans le bon résultat obtenu.

Paris l'associait à la jusquiame et à l'acétate d'ammoniaque, voire même au vin d'ipécacuanha. Quelle était la substance qui agissait? on se le demande encore.

MM. Trousseau et Pidoux (1) en ont fait faire des emplâtres pour appliquer sur la poitrine ; on recouvre toute cette partie du corps avec une cuirasse de peau enduite d'une couche épaisse d'emplâtre de ciguë. On a soin de renouveler la cuirasse tous les quatre ou cinq jours. Par ce moyen, on obtient une expectoration plus facile, on modère la marche des tubercules en modérant la fièvre, on tempère les douleurs et la toux. Tous ces phénomènes ont été obtenus sur des malades qui ne présentaient que peu de tubercules, et nous nous demandons si l'emplâtre de ciguë n'a pas agi ici à la manière des isolants, et si en enveloppant la poitrine de papier chimique et en donnant la ciguë à l'intérieur on ne serait pas arrivé au même résultat : nous ne voulons pas contester l'action de la ciguë par elle-même ; nous admettons très-bien son absorption par la peau, et c'est pour cela que nous proposerions de remplacer cette absorption externe par une autre interne.

Les mêmes auteurs ont conseillé les cataplasmes de ciguë pour s'opposer aux progrès de la péritonite tuberculeuse. On applique alors matin et soir un cataplasme composé d'un tiers de farine de graine de lin et de deux tiers de poudre de ciguë ; si on n'a pas de poudre on emploie les feuilles sèches ou fraîches, que l'on applique sans farine émolliente.

§ III. *Belladone, jusquiame, lactucarium. — A.* La belladone et la jusquiame ont été surtout recommandées pour combattre la toux des phthisiques ; hormis quelques auteurs qui ont essayé son usage contre la méningite tuberculeuse, tous les autres se sont bornés à l'employer contre la pneumonite de même espèce.

Depuis fort longtemps on connaissait son action calmante. Buchhave, Bayle, l'ont employée comme telle. M. Cruveilhier les a imités

---

(1) *Traité de thérapeutique,* t. II.

en changeant la forme du médicament et en le donnant sous forme de cigarettes de belladone.

MM. Bar et Delahaye sont à peu près les seuls qui ne lui aient pas trouvé d'action. Hufeland s'en était servi pour combattre les scrofules et il lui donne quelques louanges.

B. La jusquiame a été prescrite en parallèle de la belladone. Cullen en rejette les préparations comme il a repoussé celles d'opium.

C. Le lactucarium était regardé par Dioscoride, Celse, Galien, comme un simple somnifère. Peut-être son action antifébrile a-t-elle été cause de sa vogue : on espérait pouvoir combattre deux symptômes à la fois, et la fièvre et l'insomnie.

Baumes croit que l'on peut en retirer de bons effets à cause de ses vertus calmantes et apéritives.

D'après ce qui précède, on conçoit aisément que nous ne devons pas être grand partisan des narcotiques, et il en est un que nous repoussons surtout, c'est l'opium.

Nous dirons tout d'abord qu'ils diffèrent tous les uns des autres, en ce qu'ils ont bien tous une vertu calmante commune, mais que chacun d'eux, en particulier, possède des effets physiologiques qui lui sont propres.

Commençons d'abord par examiner l'opium.

Les auteurs ne sont pas bien d'accord sur les effets physiologiques de l'opium, mais pourtant la majorité admet aujourd'hui que le premier effet de ce médicament est de produire une excitation, une accélération dans les mouvements du cœur. Nous recueillons en première ligne deux phénomènes que l'on doit chercher à éviter. Nous ne reviendrons pas sur ce que nous avons déjà dit de l'excitation ; on sait que nous nous refusons à l'usage des médicaments qui la produisent. Mais ce n'est pas là seulement où se bornent les effets de l'opium : sous l'influence de l'accélération des mouvements du cœur, le pouls devient plus rapide, puis on remarque une certaine instabilité au fur et à mesure que les effets narcotiques se produisent. Sous l'influence de ces dernières manifestations, tous les tissus paraissent perdre une partie de leurs propriétés vitales, les forces digestives s'éteignent; la pléthore capillaire se décile par suite de l'annihilation de la force contractile des parois vasculaires; les sueurs abondantes ont lieu, résultat de cette congestion sanguine; les douleurs, il est vrai, éprouvent un peu de cédation, mais en revanche la marche de la maladie se masque; la respiration pulmonnaire devient incomplète, et au lieu d'obtenir du sommeil, on a de l'insomnie chez les malades qui éprouvent de la chaleur hectique.

Doit-on essayer d'obtenir ces effets dans la tuberculose? Jamais, selon nous.

Pourquoi irait-on, dans la ganglite tuberculeuse, produire une excitation qui peut hâter le développement de tubercule dans des organes où il n'y en a pas encore?

Pourquoi, dans la pneumonite et la méningite de même espèce, irions-nous nous exposer à produire des congestions capillaires que nous nous empresserions de combattre avec d'autres moyens?

Pourquoi, dans toutes les formes de la maladie tuberculeuse, voudrions-nous entourer les foyers de la maladie d'un état inflammatoire?

Chez les phthisiques où la digestion est déjà si lente, comment peut-on oser prescrire l'opium? On le donnera plusieurs heures après le repas, nous dira-t-on; mais, en admettant que la digestion stomacale soit faite à ce moment, la digestion intestinale ne l'est pas, et vous allez l'arrêter d'une si brillante manière que les matières alimentaires sortiront du corps avec le degré d'élaboration qu'elles avaient au moment où l'opium a été ingéré.

Nous donnerons de si faibles doses que ces effets n'auront pas lieu; mais alors vous n'obtiendrez même pas de sédation, vous n'aurez que l'effet primitif de l'opium, l'excitation qui se manifestera.

Sous l'influence des opiacés, on voit la toux se calmer, c'est vrai; mais trouve-t-on des avantages dans cet état? aucun. La toux se calme, parce que la poitrine ne peut plus se dilater complétement, parce que la sensibilité des bronches s'altère, et que le pus sécrété par les tubercules tombe au fond des cellules pulmonaires sans produire de réaction. Ainsi, de ce côté, on commence par diminuer l'hématose, fonction déjà trop lésée, et, non content de cela, on place le malade dans de bonnes conditions pour produire une résorption purulente, un empoisonnement continu.

On nous contestera peut-être cette accumulation de pus dans les bronches, parce que les auteurs du *Dictionnaire de médecine* (1) disent que l'opium diminue les sécrétions des systèmes capillaires intérieurs. Nous ne pouvons admettre ce fait, quand nous voyons ce qui se passe journellement. Du reste, ces auteurs admettent très-bien que les préparations d'opium augmentent les sécrétions de la peau, qu'elles congestionnent les capillaires cutanés, et ils ne voudraient pas que l'action produite sur la muqueuse externe, la peau, se reproduise sur les muqueuses internes et surtout sur la muqueuse bronchique qui se trouve doublée d'un tissu capillaire si fin. Nous croyons qu'on se laisse facilement abuser ; on prend pour une diminution de sécrétion une accumulation dans les bronches, accumulation qui, en s'expectorant plus tard, n'occupera pas un volume aussi grand que si elle s'était éliminée petit à petit, parce que d'abord elle sera plus compacte et contiendra moins d'air, et parce qu'ensuite arrivant tout d'un coup, elle contiendra une proportion beaucoup plus faible de salive.

Suivant nous, les opiacés doivent être proscrits de la médecine antituberculeuse avec le plus grand soin. L'usage de l'opium n'est permis que quand le malade est jugé perdu entièrement, quand toutes les ressources ont échoué ; c'est dire assez que l'on doit attendre longtemps avant de l'administrer.

Ne nous laissons donc pas attendrir par les plaintes journalières

---

(1) T. XV, p. 46.

de nos malades ; en voulant les soustraire à quelques douleurs, nous deviendrions leur assassin, rôle que le médecin ne peut et ne doit jamais accepter quand il trouve encore quelque chose à faire, son espoir fût-il plus faible que la lueur d'une étoile.

Bien que la ciguë soit aussi un narcotique assez puissant, nous ne la repoussons pas d'une façon aussi absolue que l'opium. Quand nous voyons la quantité de succès qu'on lui attribue dans les anciens temps, nous ne pouvons faire autrement que de nous demander si les nouvelles expériences que l'on a faites avec ce medicament ont bien été entreprises dans des conditions analogues à celles qu'ont observées les anciens. Nous savons en effet que la grande ciguë, pour jouir de toute sa propriété, doit avoir été recueillie à l'époque où les fruits commencent à naître ; avant ce moment, la grande quantité d'eau que contient la plante masque en partie son énergie. Le climat lui-même exerce une influence sur ce médicament, et celle qui provient des contrées méridionales est bien plus active que celle venue dans le nord de l'Europe. Or ces conditions premières sont-elles bien remplies? Nous ne le croyons pas et nous en avons des preuves en voyant cultiver autour de nous des ciguës qui doivent former bientôt des produits pharmaceutiques. On voudra bien soutenir que l'extrait de la plante doit être identique, nous ne le pensons pas non plus ; il y a dans le sol qui produit une action que l'on ne doit jamais perdre de vue ; et sans aucun doute la ciguë dont parle Pline devait avoir une action beaucoup plus grande que celle de nos régions, sans compter que le genre de la plante n'était peut-être pas le même. Les préparations elles-mêmes varient à l'infini, et tel qui n'a rien obtenu avec la poudre de ciguë desséchée, a été plus heureux avec la plante fraîche, avec l'extrait alcoolique ou la teinture.

Il n'est pas étonnant que cette plante ait été prescrite dans les différentes formes de la tuberculose. On l'a vantée comme dépuratif, par conséquent nous devions nous attendre à la voir figurer dans les médications opposées aux altérations des liquides. Ceux mêmes qui ne voyaient dans les tubercules qu'une action nerveuse devaient aussi l'accepter à cause de ¡sa vertu narcotique. Malheureusement les résultats n'ont pas été aussi frappants que l'on aurait pu l'espérer ; aussi, à côté de louanges outrées trouve-t-on des doutes et des proscriptions sévères.

Nous ne nous associerons ni aux uns ni aux autres. Nous ne voulons pourtant pas dire par là que nous avons des projets bien arrêtés sur l'emploi de la ciguë contre le tubercule, mais nous ne voudrions contribuer en rien au rejet qu'un praticien pourrait faire de cette plante.

La belladone, avec son action calmante spéciale, nous semble bien supérieure à l'opium dans les cas que nous nous proposerions de pallier avec elle ; seulement, comme elle possède aussi une vertu excitante, il faut se garder de la donner lorsque l'on craint un état congestif quelconque. A la troisième période de la phthisie, elle pourra calmer légèrement la toux, si on la fait fumer en cigarettes comme l'a indiqué M. le professeur Cruveilhier. Dans ce cas même elle pourra aider à la circulation pulmonaire, en aidant à la contractibilité des vaisseaux capillaires. Dans tous les cas de tuberculose où on voudra en faire usage, on devra agir avec une grande prudence.

Quant à ce qui est de la jusquiame, son action violente nous la fait rejeter. On l'avait considérée longtemps comme un succédané de l'opium, mais son action si variable, suivant la préparation et suivant les malades, en fait un médicament d'une application très-difficile, et dont les effets thérapeutiques ne sont pas capables de compenser les accidents qui peuvent naître sous son influence, surtout lorsque l'on agit sur des sujets déjà épuisés.

Le lactucarium a pour lui trop peu de faits pour que l'on puisse s'appesantir sur son administration. Nous avons dit comment on l'avait prescrit, il ne nous reste plus qu'à signaler sa place parmi les poisons narcotico-âcres pour mettre en garde contre l'abus que l'on en pourrait faire. Nous ne connaissons aucun fait qui soit venu à l'appui de l'opinion de Baumes.

En résumé, nous voyons que tous les narcotiques se rapprochant de l'opium paraissent affaiblir dans tous les tissus les propriétés vitales, la belladone exceptée. Nous ne comprenons pas que les auteurs du *Dictionnaire des sciences médicales* puissent dire qu'ils sont anodins quand ils font cesser la douleur. La douleur est bien un symptôme qu'ils retranchent momentanément, mais quant à être anodins, nous leur refusons cette propriété dans la tuberculose et (toujours en exceptant la belladone, dont on pourra retirer quelques soulagements dans certains cas et en l'administrant avec précaution), nous les repoussons de la médication antituberculeuse.

CHAPITRE X.

Huiles.

§ 1er. *Huile de foie de morue.* — L'huile de foie de morue constitue un des médicaments les plus employés pour combattre deux formes de tuberculose, la ganglite tuberculeuse au début et la pneumonite tuberculeuse. En dehors de cela, elle a peu été employée, et on le comprend facilement quand on se trouve devant des affections aussi terribles que la méningite tuberculeuse, où il faut agir avec vigueur et promptitude.

Nous ne nous arrêterons pas à examiner quels sont tous les praticiens qui l'ont ordonnée contre les scrofules, sans cela nous nous trouverions forcé de faire une liste presque générale de ceux qui existent. Son action bienfaisante est parfaitement admise contre cette maladie, et, quoique jeune encore dans la science, nous en connaissons pourtant les bons effets.

C'est surtout en Allemagne que l'on a accordé une grande efficacité à cette huile; mais, bien que les médecins français n'en aient pas été aussi engoués tout d'abord, néanmoins aujourd'hui on lui reconnaît une action salutaire dans les cas de scrofules les plus graves. C'est principalement lorsque l'affection semble s'être localisée dans les tissus osseux et fibreux qu'elle acquiert une action curative remarquable, si on en continue l'usage avec persévérance. Aussi voyons-nous M. Lebert (1) en obtenir de bons effets dans l'arthrite scrofuleuse et toutes les maladies analogues du système osseux. D'un autre côté, M. Lombard, de Genève (2), la vante dans l'ophthalmie scrofuleuse, et pour notre part nous avons vu des cas de ce genre où elle a produit des effets merveilleux.

Elle agit avec moins de sûreté dans les engorgements ganglionnaires passés à l'état chronique, surtout s'il y a déjà dépôt de la matière tuberculeuse ; mais, si cet engorgement s'est ulcéré et a amené une suppuration telle, que l'économie entière en est altérée, alors l'huile de foie de morue reprend son empire et rappelle à la santé un être chétif et délabré.

Si ce médicament a pris sa naturalisation dans la médication des scrofules, il n'en est pas de même dans celle de la phthisie. En abordant cette question, nous retombons dans les doutes qui enveloppent tous les médicaments déjà examinés.

Pour le Dr William, de Londres, l'huile de foie de morue modifie tellement l'état local dans la pneumonite tuberculeuse, qu'elle peut à elle seule amener la guérison. A l'appui de cette assertion, le docteur anglais cite 400 observations, dont 234 sont seules complètes; sur ce dernier nombre 100 malades, qui avaient commencé le traitement lorsqu'ils étaient déjà à la seconde période, sont revenus à la santé; et sur les autres le mieux a été notable. On voyait d'abord la

---

(1) *Traité des maladies scrofuleuses et tuberculeuses ;* Paris, 1849. In-8°.
(2) Séance de la Société helvétique des sciences naturelles, août 1845.

toux diminuer, puis on entendait la crépitation s'amoindrir, le souffle et la matité disparaître.

L'huile qu'il employait était blanche, claire, et extraite de foies non corrompus, comme on le fait souvent pour ne pas dire toujours aujourd'hui. Il commençait par en faire prendre une cuillerée à café; puis, petit à petit, il amenait ses malades à en absorber jusqu'à trois ou quatre cuillerées à bouche par jour, en ayant toujours soin de déguiser le mauvais goût ou avec des essences ou avec l'acide azotique.

Bien que le chiffre donné par Williams soit modeste quand on veut parler de guérisons, on ne peut cependant pas nier devant lui que l'huile de foie de morue a donné de bons résultats dans près de la moitié des cas.

Malheureusement tout le monde n'a pas été aussi heureux que le médecin de Londres.

Scudamore, Behrend, de Berlin, ont eu aussi des succès en employant un traitement mixte où entraient l'huile de foie de morue et des inhalations de ciguë et d'iode.

Pereira, de Bordeaux (1), a été le plus zélé promoteur de l'huile susdite, pour combattre la phthisie.

Bauer a bien dit avoir eu de bons succès en frictionnant d'huile de foie de morue le corps de ses malades, quand leurs estomacs ne pouvaient supporter ce liquide.

Mais MM. Trousseau et Pidoux nous disent qu'ils n'en ont retiré que de faibles avantages contre la pneumonite tuberculeuse, et bien d'autres avec eux ont fait la même remarque ; comme le Dr Smith, qui affirme que ni les graisses d'aucune sorte, ni l'huile de foie de morue, ne guérissent la phthisie, et que les cas où elles arrêtent la maladie sont très-rares.

---

(1) *Gazette médicale.*

D'après cela, pouvons nous rejeter ou admettre ce genre de médicament ?

Pour nous, cela dépend des cas.

D'après ce que nous avons dit, il est bien évident que nous n'avons aucune tendance à regarder l'huile de foie de morue comme un antituberculeux, mais nous reconnaissons avec joie que c'est un aide sur lequel on peut compter à juste titre quand on l'emploie à propos.

Bien que l'on ait reconnu qu'elle n'a pas d'action sur le ganglion atteint de dégénérescence tuberculeuse, nous n'hésiterons pas à la prescrire dans cette forme de la tuberculose, et voici pourquoi : l'huile de foie de morue constitue un aliment très-réparateur qui fournit de fortes doses de combustible à l'organisme, à cause de la matière grasse dont il est composé ; de plus, elle contient des éléments aromatiques et des éléments minéraux qui doivent avoir une certaine action, peu connue il est vrai ; enfin tous ces éléments minéraux : iode, brome, chlore, souffre, phosphore, etc., sont là sous un état tout particulier qui peut bien contribuer à l'action réparatrice de la masse entière du médicament.

Sous son influence, les vacuoles du tissu cellulaire se remplissent de graisse, et, par ce fait seul, nous sommes porté à croire qu'elle diminue le dépôt de matière tuberculeuse : 1° en mettant l'économie dans des conditions contraires à son développement, 2° en ne laissant pas de place à sa sécrétion.

Donc nous dirons, en règle générale, que toutes les manifestations scrofuleuses de la tuberculose admettent l'usage de l'huile de foie de morue, nous réservant d'établir tout à l'heure les cas où l'on doit s'abstenir de prescrire ce médicament.

Dans la pneumonite tuberculeuse, la règle ne sera pas aussi exclusive, non pas que la maladie ne soit plus de même essence, mais parce que les symptômes qui accompagnent cette maladie s'opposent parfois à l'emploi des drogues excitantes, catégorie où l'on est obligé de renfermer les huiles de poisson.

Toutes les fois que nous aurons affaire à un malade atteint de tubercules pulmonaires, nous prescrirons l'huile de foie de morue, si nous ne rencontrons pas un des états suivants : 1° si le malade est sous le coup d'hémoptysies ; 2° si la maladie l'a déjà amené à un tel point d'épuisement qu'il soit obligé de garder le lit ; 3° s'il y a diarrhée. En administrant l'huile de foie de morue dans ces complications, on ne pourrait s'attendre qu'à voir le mal s'aggraver. Il faut toujours doser ce médicament proportionnellement à l'état de santé des organes de la dépense, aussi, ne convient-il qu'aux tuberculeux qui peuvent se promener et user par conséquent leurs matériaux respiratoires, ou à ceux chez lesquels il n'y a pas une surface pulmonaire trop considérable de détruite ; sans cela, la quantité d'huile brûlée n'est pas assez forte, une partie seulement est oxydée, et alors, on la voit s'échapper par le foie, à l'état de bile ; par la peau, à l'état de matière sébacée, et même par les urines qui, dans les pays chauds, deviennent laiteuses.

Bien que son usage soit à suspendre, s'il se manifeste des crachements de sang, il ne faut pas croire pour cela qu'elle soit aussi excitante que le fer. Nous croyons même que souvent il sera permis au praticien de ne pas arrêter complétement son administration, lorsqu'il redoutera un état aigu, mais d'en diminuer beaucoup la dose, de manière que les accidents congestionnels ne soient plus à craindre.

Sous quelle forme doit-on administrer l'huile de foie de morue ? Les praticiens l'ordonnent le plus souvent pure, en ayant soin de faire aromatiser la bouche après l'avoir avalée.

Quelques-uns la font prendre mêlée à une infusion de café.

D'autres, l'acidifient légèrement avec l'acide azotique, etc.

Dans ces derniers temps, M. le D' Tiercelin a posé en principe, que l'huile, pour être absorbée, devait d'abord passer à l'état de mucilage, et que, par conséquent, on devait toujours l'administrer sous cette forme. D'un autre côté, M. Pouchet (1) a établi que les

____

(1) Académie des sciences, séance du 21 mars 1859.

huiles grasses émulsionnées avec de l'eau distillée et un peu de carbonate alcalin ou de savon, sont très-bien absorbées par l'intestin grêle et le péritoine chez les chiens. Par analogie, ne peut-on pas prévoir que l'huile de foie de morue émulsionnée serait plus facilement absorbée chez l'homme, et que, de cette façon, on éviterait à l'économie le travail d'émulsion, qui ne peut se faire sans la sécrétion d'une certaine quantité de suc pancréatique. Or, comme toute sécrétion est une perte pour l'économie, en économisant celle-là, on y gagnerait des deux côtés.

Nous avons aussi remarqué bien souvent que, vers la fin de l'affection tuberculeuse pulmonaire, les malades, généralement bien faibles, ne pouvaient plus tolérer l'huile de foie de morue, bien qu'ils pussent encore se promener et que les sommets des poumons fussent les seuls points envahis; nous nous sommes demandé alors si ce n'était pas justement le manque de forces nécessaires pour produire l'émulsion de l'huile qui occasionnait son expulsion par le vomissement ou la diarrhée, et nous sommes tenté d'admettre cette opinion, en attendant que des faits viennent la corroborer.

Donc, à toute personne qui sera capable de supporter l'huile de foie de morue liquide, nous la prescrirons émulsionnée. Nous réserverons les capsules d'huile de foie de morue pour les rébellions invincibles du goût, et encore, dans ce cas, nous préférerions donner celles qui renfermeraient de l'huile émulsionnée, si cette huile est susceptible de se conserver dans les réservoirs de gélatine.

Une huile de foie de morue ferrugineuse a été proposée par M. Véza, pharmacien de Lyon, elle contient 0,10 centig. de fer par 30 gr. d'huile. Les docteurs de Lyon ont été satisfaits de son emploi. Son goût est modifié par la présence du fer, et, à son tour, elle protége les tuniques internes du canal digestif contre l'effet astringent et irritant des préparations ferrugineuses.

Nous n'avons jamais vu prescrire cette huile ; mais nous pensons que l'on doit surtout s'en abstenir dans les cas de complications énoncées plus haut, tout en pouvant en user avec modération dans les cas atoniques de la tuberculose.

M. le Dr Thompson, a essayé l'administration d'une huile de foie de morue azonisée ; il a remarqué qu'elle diminuait singulièrement la fréquence du pouls ; 2 fois seulement, sur 14 cas, ce fait n'a pas été noté, et, chez quelques malades, il a été peu marqué. Ce ralentissement avait lieu au bout de deux ou trois jours d'administration d'huile de foie de morue azonisée. En même temps, on remarquait une amélioration marquée de l'état général.

Ceci est un fait qui pourra peut-être avoir son utilité, mais, jusqu'à présent, il n'y a que le ralentissement du pouls qui serait un progrès. Du reste, nous ne voyons aucun inconvénient à l'usage de cette préparation ; elle aurait même un avantage sur l'huile de foie de morue ordinaire, c'est de pouvoir être continuée à doses croissantes, même lorsque le malade serait sous le coup d'une hémoptysie, puisque, par son action sédative sur la circulation, elle agit comme un antiphlogistique.

C'est encore à l'usage de nous apprendre la valeur de ce médicament.

§ II. *Huiles de raie et de squale.* — A côté de l'huile de foie de morue, nous devons placer les huiles de raie et de squale, préparation encore nouvelle dans la thérapeutique, et dont le succès ne peut pas encore être apprécié à sa juste valeur. M. Delattre assure bien que l'huile de squale paraît jouir d'une action toute spéciale dans les altérations des os, et qu'elle serait même supérieure à l'huile de foie de morue dans les maladies scrofuleuses, mais les faits sont encore trop peu nombreux, et l'usage de cette huile trop peu répandu. Dans la tuberculose pulmonaire, l'huile de foie de morue aurait toujours la suprématie, suivant le même observateur.

Ce qui semble le mieux démontré pour le moment, c'est que :

L'huile de raie renferme moitié moins d'iode, un quart moins de soufre, mais un tiers de plus de phosphore. que l'huile de foie de morue.

De son côté, l'huile de squale renfermerait plus d'iode et plus de phosphore que l'huile de foie de morue, mais, en revanche, elle contiendrait moins de brome et moins de soufre.

Dans l'huile de foie de morue, on a déjà observé. depuis longtemps que depuis la plus pure (l'huile vierge), jusqu'à la plus commune (la noire), il y a une progression décroissante dans la quantité des principes organiques qui font partie de ces huiles ; mais les différences, dans les proportions de ces principes sont tellement minimes qu'elles ne peuvent justifier la préférence que certains donnent à l'huile blonde ou à l'huile brune, car l'action thérapeutique ne doit pas résider seulement dans les éléments chimiques : c'est l'association qui a lieu entre tous ces éléments qui produit une force spéciale capable d'agir là où chacun des autres corps n'aurait pu rien faire dans l'état d'isolement.

Nous pensons donc qu'il ne doit pas y avoir une bien grande différence d'action entre toutes ces huiles, et que si on ne peut pas arriver à faire tolérer celle-ci, on doit se rejeter sur sa voisine pour tenter d'admettre dans l'économie des **matériaux** grandement combustibles et réparateurs.

§ III. *Huile iodée.* — Bien que cette huile ne puisse pas être comparée à l'huile de foie de morue, nous la regardons néanmoins comme une des préparations à mettre en première ligne dans le traitement de la tuberculose. On doit son emploi surtout à M. le D' Frêne, médecin de l'hôtel-Dieu de Lyon, qui en a fait usage contre la pneumonite tuberculeuse. Ce praticien administre l'huile iodée en frictions, matin et soir, ou matin, midi et soir, suivant le désir de celui qui l'ordonne. Nous croyons cette préparation bonne, parce qu'elle permet de plonger l'économie sous l'influence de l'iode, sans pour cela fatiguer les organes internes de l'absorption ; parce que l'on obtient avec elle une absorption lente et continue

qui maintient toujours la saturation iodique presque au même degré;
et enfin, parce qu'elle permet l'usage d'un bon médicament, l'iode.

Notre mode d'administration de l'huile iodée diffère un peu de
celui du médecin de Lyon, quant à la forme ; nous nous permettrons donc de l'exposer un peu longuement à la fin de cet ouvrage,
en parlant du genre de traitement que nous proposons pour combattre le développement des tubercules. Un point au sujet duquel
nous différons encore de M. le Dr Frêne, c'est qu'au lieu de réserver
l'huile iodée au traitement exclusif de la pneumonite tuberculeuse,
nous essayons de la généraliser un peu plus, en l'appliquant surtout
aux formes scrofuleuses de la maladie.

Enfin, pour en finir avec les corps gras, nous dirons seulement,
comme mémoire, que le Dr Nasse a employé les frictions d'huile sur
toute la surface du corps pour arrêter les sueurs abondantes de
la dernière période de la pneumonite tuberculeuse, tandis que l'on
voit, ailleurs, le Dr Spilsbury proposer [de frictionner les malades
avec du lard.

CHAPITRE XI.

Balsamiques.

Nous comprendrons sous le titre de *balsamiques* et les baumes
proprement dits et les résines, qui ont été classés ensemble dans
les derniers temps, et que nous rapprochons seulement à cause de
leurs vertus analogues.

- § Ier. *Baumes proprement dits.* — Cette classe renferme le benjoin, le baume du Pérou, le baume de tolu et le styrax, qui tous
ont été employés pour combattre la forme de tuberculose que nous

désignons sous le nom de *pneumonite tuberculeuse*. C'est assez dire
que leur vertu antituberculeuse n'est qu'un mot, et que, s'ils ont jamais servi à quelque chose, c'est à combattre la bronchite chronique concomitante, et encore n'ont-ils pas toujours une grande
puissance d'action.

A. C'est ainsi que l'on a donné le benjoin pour exciter d'une
manière notable la muqueuse bronchique, et rendre l'expectoration
plus facile.

B. Le baume de Pérou a été vanté par Frédéric Hoffmann comme
propre à guérir la phthisie confirmée, mais aujourd'hui on a laissé
de côté son usage dans ce cas.

C. Le baume de tolu, bien que d'une composition presque tout à
fait identique à celle du baume précédent, n'est pourtant pas aussi
actif, et son usage a été réservé aux cas où l'on ne voulait pas causer
une excitation assez vive sur la muqueuse qui tapisse les bronches.
On pensait qu'il modifiait la sécrétion bronchique et pouvait même
arriver à la tarir complétement. Aujourd'hui, si l'on se sert encore
de ce médicament, c'est dans le but d'édulcorer les tisanes, et encore n'approuvons-nous pas cet usage, car il a une vertu sudori-
fique que l'on doit redouter lorsqu'on se trouve devant un tuberculeux pulmonaire qui rejette beaucoup par les bronches.

D. Nous ne parlerons pas ici du styrax qui possède les mêmes
propriétés que les autres baumes et que l'on emploie bien rarement
à l'intérieur.

§ II. *Baumes-résines.* — Cette classe renferme bon nombre de
résines. Nous allons examiner successivement celles qui ont été usitées contre la pneumonite tuberculeuse.

A. Baume de copahu. Frédéric Hoffmann (1), qui s'est occupé beau-

---

(1) *Opera omnia,* t. III ; *de Affection. phth.*

coup de l'usage des balsamiques dans la phthisie, recommande le baume de copahu qu'il donnait à la dose de 4 grains par jour, uni au soufre et à des huiles aromatiques ; mais malgré les recherches faites sur ses effets, on n'est pas arrivé à obtenir des faits concluants en sa faveur ; il possède du reste une action tellement excitante sur la muqueuse intestinale de bien des gens doués d'une bonne santé, que l'on ne sait trop comment ceux arrivés aux dernières extrémités de la tuberculeuse pulmonaire pourraient la supporter. Il est vrai que si son effet était efficace, cette action sur les intestins se trouverait annulée en donnant le copahu sous forme de savonule, médicament qui empêche l'action de l'oléo-résine sur les voies internes, dont la digestibilité est plus grande, et qui ne possède plus l'odeur et la saveur âcre et repoussante du copahu pur ; mais comme il n'en est pas ainsi, le mieux est de ne pas le prescrire dans la tuberculose.

B. *Myrrhe.* La myrrhe est un médicament qui se perd dans la nuit de la fable. Les peuples d'Orient ont encore l'habitude d'en mâcher de petits morceaux, et malgré cela nous savons que la phthisie sévit dans ces contrées. Que devons-nous donc penser des assertions des Drs Griffith, Gunther, Stanger, qui disent l'avoir employée avec succès ; de l'observation que nous a laissée Cartheuser (1), où il raconte qu'un sujet fut préservé de la phthisie par l'usage de la myrrhe et des fameuses pilules de Robert Thomas (2). Au moins ce dernier demandait-il, pour que l'action fût marquée, que la fièvre fût à un faible degré.

C. *Créosote.* La créosote introduite dans la thérapeutique vers

---

(1) *De Eximia myrrhæ genuina virtute,* in *Dissert. phys. chimic. med.,* pars secunda.

(2) *The medic. pratiq. of London,* 1828, 9e édit.

1829, n'a pas tardé à être essayée contre la pneumonite tuberculeuse.

M. Pétrequin (1) en donna deux gouttes dans 60 grammes d'eau
bouillante sucrée avec 30 grammes de sirop de gomme ; mais il résulte de ses observations qu'il n'a obtenu qu'une action sur l'inflammation des bronches ; le catarrhe s'est trouvé modifié, mais le mal
a poursuivi son chemin.

M. Rampold (2), sur la terre classique d'Allemagne, prétend avoir
eu de bons effets dans deux cas où il avait associé la myrrhe à la
créosote ; nous nous permettrons d'en douter un peu, d'autant plus
qu'il dit lui-même qu'il s'en servait dans le même but qu'il prescrivait le goudron, c'est-à-dire pour calmer surtout l'oppression, la
toux et les douleurs de la poitrine.

D'un autre côté, le Dr Elliotson (3) avoue n'en avoir constaté l'action sédative que dans un seul cas.

Par conséquent nous pouvons conclure que la créosote constitue
encore une erreur thérapeutique en tant qu'employée comme substance antituberculeuse.

D. *Goudron.* A l'hôpital de la Charité de Berlin (4) le goudron fut
employé *intus* et *extra,* mais surtout en fumigations, tandis que
M. Pétrequin (5) l'a donné en solution dans l'eau. Il faisait macérer
30 grammes de goudron dans 500 grammes d'eau pendant 8 jours ;
on avait soin de remuer souvent, et au bout du temps indiqué on
filtrait : le liquide roussâtre obtenu était donné coupé avec du lait ;
sous son influence, la toux, la douleur et l'oppression, diminuaient ;

---

(1) *Gazette méd.,* 1836, p. 704 et suivantes.

(2) *Journ. der pract. sch. Heilk.,* 1837.

(3) *Gazette méd.,* 1838, p. 543.

(4) *Hufeland's journal,* novembre 1827.

(5) *Gazette méd.,* 1836, p. 710.

mais, bien que son action soit plus efficace que celle de la créosote, ce n'en est pas moins un simple palliatif.

Baumes ne lui trouvait qu'une action secondaire, aussi ne le conseillait-il que pour substituer un médicament analogue aux bourgeons de sapin, lorsqu'ils manquaient.

Le goudron est le seul des balsamiques qui ait été donné dans les scrofules, et encore n'est-ce que comme apéritif; nous ne regardons pas comme un véritable usage celui que l'on fait du styrax pour raviver les ulcères-qui suppurent mal.

E. *Bourgeons de pin et de sapin.* Ces deux substances ont été données en décoction, mais aujourd'hui on ne les prescrit plus.

Suivant Clerc (1), ce remède serait indiqué dans tous les cas où il faudrait dépurer le sang et en émousser l'acrimonie, mais ce serait surtout dans la phthisie commençante que l'on en obtiendrait de bons effets.

Il avait l'habitude de couper sa décoction avec du lait, comme on l'a fait depuis pour l'eau de goudron.

F. *Sève de pin maritime.* Dans ces dernières années, M. le Dr Durant (2), de Montpellier, a préconisé la sève du pin maritime dans la phthisie. C'est à M. Lecoy, ancien inspecteur des eaux et forêts, que l'on doit la découverte de ce médicament. Il en a bu lui-même de fortes doses en guise d'eau à ses repas, sans éprouver les moindres accidents; au contraire, les fonctions digestives étaient plus régulières.

Ce liquide, donné à des personnes atteintes de maladies de poitrine, a produit de bons résultats. C'est surtout les affections tuberculeuses des premier et deuxième degrés qui ont été rapidement et

---

(1) *Histoire naturelle de l'homme malade*, t. II, p. 140.

(2) *Revue médicale*, 1858.

considérablement améliorés par l'usage d'un bon régime et de cette sève de pin donnée à la dose d'une bouteille par jour. Sous son influence l'appétit se développait, l'assimilation par suite devenait plus complète, les hémoptysies s'arrêtaient; en un mot, on aurait réussi, avec cet agent, dans des cas où tous les autres moyens auraient échoué.

Nous nous abstiendrons de toute réflexion sur ce nouveau mode de traitement; mais pourtant nous ne pouvons cacher nos doutes à l'égard de résultats aussi brillants, surtout lorsqu'on a affaire à une phthisie tuberculeuse du second degré des auteurs.

D'après ce qui précède il est clair que les balsamiques n'agissent que contre la fréquence et l'opiniâtreté de l'inflammation de la muqueuse bronchique, mais qu'ils n'ont aucune action sur la cause même de cette inflammation. Ce fait du reste a été constaté depuis longtemps. Du temps de Baumes où ces médicaments étaient en grande réputation, on voit pourtant cet auteur leur accorder une valeur relative. Il les ordonne dans la phthisie, mais il trouve qu'il n'y a pas de cas où ils soient mieux indiqués que ceux où les tubercules n'ont pas un caractère malin, sans cela par leur chaleur ils augmentent la fièvre, disposent à la suppuration *les glandes* encore à l'état de crudité ou seulement enflammées, et qui pourraient encore se résoudre par l'emploi d'autres moyens.

Brinde regarde les balsamiques comme aussi nuisibles que les sels volatils;

Demalet les rejette parce qu'ils sont excitants;

Pinel en suspecte beaucoup l'effet;

Bayle, enfin, dit que tous ne peuvent être continués longtemps dans la phthisie tuberculeuse, excepté lorsque les poumons ne renferment que quelques tubercules.

Nous partageons complétement la répulsion de tous ces maîtres pour les balsamiques, tout en reconnaissant qu'ils ont une puissance véritable contre la bronchite elle-même; mais nous ne comprendrions pas qu'on allât les ordonner dans le simple but de combattre un symptôme.

Du côté de l'affection elle-même, de la tuberculose pulmonaire, ils ne peuvent qu'agir en mal. En effet tous sont excitants généraux; et, en admettant qu'ils puissent être administrés de telle sorte que l'on n'ait rien à redouter du côté du tube intestinal, on n'en aura pas moins une excitation produite autour des masses tuberculeuses. On pourra nous objecter qu'on est libre de les prescrire à doses telles que l'on aura peu à redouter cette excitation ; mais nous ferons remarquer que de cette façon on ne donnera plus un médicament qui agira sur la muqueuse bronchique, mais que le malade prendra un simple apéritif. Toutes fois que l'on obtiendra l'effet contre la bronchite concomitante, on aura avant lui et en même temps que lui l'action irritante autour des tubercules. Nous nous expliquons l'effet des balsamiques sur la sécrétion des bronches, comme nous concevons l'effet d'un purgatif chez un malade atteint de diarrhée ; le purgatif produit un épuisement d'excitation sur la muqueuse intestinale, épuisement qui permet aux astringents d'agir ensuite ; ici les balsamiques produisent l'épuisement de la muqueuse bronchique qui n'est plus apte à sécréter autant de mucus, mais ils n'ont aucune action bienfaisante sur le tubercule qui double cette muqueuse.

***

CHAPITRE XII.

Fumigations.

De même que les balsamiques, les fumigations n'ont presque été usitées que contre la pneumonite tuberculeuse, et celles que l'on emploie encore aujourd'hui sont dirigées contre cette forme de la tuberculose. Les balsamiques possèdent une facilité fort grande pour la volatilisation; c'est eux que l'on a essayé de donner les premiers sous forme de médicaments respiratoires, aussi allons nous retracer dans ce chapitre tous ceux qui ont figuré dans celui qui précède.

Beunet (1) est un de ceux qui ont les premiers employé les fumigations pour combattre la tuberculose.

§ Ier. *Fumigations balsamiques.* — Willis faisait des fumigations balsamiques avec le *benjoin*, le *baume de Tolu*, le *gayac*, l'*oliban*, etc.; mais sa principale était celle dite *arsenicale*, qui renfermait de l'*orpiment* uni à l'*oliban*, à l'*opium*, au *styrax*, etc. Il est probable que son action était surtout due à l'arsenic qu'elle faisait absorber.

Le Dr Junod a conseillé les aspirations de créosote que l'on fait faire, en plaçant auprès du lit du malade un petit flacon bouché à l'émeri et contenant le médicament. On débouche ce flacon de temps à autre, et on répand quelques gouttes de créosote sur un linge : le malade se trouve alors entouré d'une atmosphère créosotée qu'il doit respirer largement.

Le *baume du Pérou* a été donné en fumigations par Brillard (2) ; mais il en est de lui comme du *baume de Tolu;* il calme la toux, facilite la respiration en facilitant l'expectoration, et ne sert en somme qu'à alléger momentanément une maladie devenue souvent incurable lorsqu'on l'ordonne.

Mead a préconisé les fumigations de *styrax*, mais on en attribue la première idée à Van Swieten. Il faisait mettre dans un vase de terre vernissé égales parties de styrax et de cire jaune; ce mélange était évaporé doucement dans la chambre du malade, qui se trouvait de cette façon toujours sous l'influence du remède. On avait soin de renouveler le mélange tous les huit jours, et on continuait ainsi jusqu'à la guérison du malade, ou, d'après nous, jus-

---

(1) *Theatrum tabidorum;* Londini, 1656.
(2) *Journal de méd. et de chir. prat.*

qu'à sa mort. Quoi qu'il en soit, Billard avait grande confiance en ce genre de fumigations.

Les vapeurs de goudron ont d'abord été employées à l'étranger ; à Berlin, par exemple, on les faisait dégager quatre fois par jour dans les salles qui renfermaient les tuberculeux pulmonaires, à l'hôpital de la Charité. On prenait pour cela environ 500 grammes de goudron que l'on mettait sur le feu dans un vase à large ouverture ; on remuait souvent et l'on avait soin d'éviter l'ébullitïon qui aurait pu faire dégager d'autres vapeurs empyreumatiques malsaines.

Malgré toutes les précautions prises et les nombreux essais que l'on fit de ce genre de traitement, on n'a rien obtenu de bon.

On trouve bien des observations dites *de phthisies* guéries par l'inhalation de vapeurs de goudron, mais heureusement que la plupart du temps elles ont soin d'éclairer le lecteur sur leur véritable valeur. C'est ainsi que dans *Hufeland's journal*, du mois de novembre 1827, on trouve une observation de M. Pagenstecher, où il est dit que la phthisie de son malade ne dépendait ni de *tubercules,* ni de *vomiques* du poumon, ni de la constitution de l'individu ; mais bien d'un état atonique de la membrane muqueuse pulmonaire. Aussi voit-on son malade guérir en quelques semaines.

Nous croyons bien que le goudron en vapeurs a une action salutaire sur la consomption (car c'est bien le sens que l'on attribue ici au mot *phthisie*) pulmonaire causée par une bronchite chronique ; mais, quoi que l'on puisse dire, nous croyons aussi que là se borne sa puissance.

Nous ne comprenons pas comment Billard s'est fait pour ainsi dire le défenseur de la *térébenthine* donnée en fumigations contre la pneumonite tuberculeuse. Déjà Boerhaave, Fothergill et Cullen, avaient démontré que si la térébenthine cicatrise les plaies extérieures, il n'est pas vrai qu'elle agisse de même à l'égard des ulcérations internes.

Sa vertu antituberculeuse était venue de ce qu'elle est diaphorétique, et que partant elle agit aussi bien sur la peau interne que sur

16

la peau externe; mais aujourd'hui, à cause même de cette propriété
qui fait perdre des forces au malade, on l'a rejette presque toujours,
d'autant plus qu'elle stimule aussi le système sanguin et est laxative,
faits qui découlent de sa première propriété.

Ainsi, non-seulement elle est nuisible à cause des forces qu'elle
diminue, mais aussi à cause du stimulus inflammatoire qu'elle met
en mouvement. Aussi Brieude et Pinel la repoussent-ils, ce qui n'empêche pas M. Letellier (1) de donner quelques conseils sur le mode
d'administration de ses vapeurs; on doit, dit-il, faire les inspirations
de térébenthine avec ménagement, parce que ces vapeurs agissent
primitivement sur le cerveau, en l'excitant à la manière dés alcooliques, comme l'auteur l'a constaté sur lui-même.

N'est-il pas plus sage de s'abstenir complétement de ce mode de
traitement ?

En résumé, nous voyons que les fumigations balsamiques n'ont
pas plus de chance que l'usage des corps qui les composent à
l'intérieur. Voyons si nous serons plus heureux avec une autre
espèce.

§ II. *Fumigations émollientes et narcotiques.* — Bennet avait reconnu que les fumigations internes émollientes étaient bonnes dans
l'état inflammatoire des poumons, mais qu'elles devenaient nuisibles si la dissolution putride était avancée.

Demalet rejetait les fumigations résineuses, éthérées, camphrées,
comme n'étant bonnes qu'à développer une toux cruelle; en revanche, il admettait celles faites avec l'*eau de mauve,* de *guimauve,* de
grande consoude, de *pariétaire*, qui, suivant lui, paralysent l'irritation morbifique. Il a eu surtout à se louer des fumigations
faites avec des corps odorants qui jouissent d'une vertu narcotique,
comme les *fleurs de sureau,* de *tilleul,* d'*oranger,* de *bouillon blanc,*

---

(1) Séance de l'Acad. des sciences, 11 février 1855.

de *tussilage*, les *feuilles de ciguë*, de *jusquiame*. Il attaquait ainsi la trop forte exaltation de sensibilité.

Thomas Bartholin, de son côté, fut grand partisan des inspirations de vapeurs, et Baumes préférait de doux émétiques répétés à intervalles.

Aujourd'hui, ce genre de fumigations est abandonné, peut-être à tort. On ne peut obtenir une guérison avec ce système, c'est bien évident; mais on peut arriver à détacher plus facilement le mucus bronchique, sans congestionner la muqueuse et les parties voisines.

§ III. *Fumigations chimiques*. — Nous comprendrons sous cette dénomination toutes les fumigations faites avec des corps tirés de la partie chimique de la thérapeutique.

D'après Bennet, elles sont toutes nuisibles, à cause de leur action stimulante.

L'*éther sulfurique* a été préconisé par Robert Thomas et par Bayle. Ce dernier avait reconnu que, donné en fumigations, il enlevait les douleurs de poitrine, et surtout celles qui se présentent sous forme de constriction.

Le *vinaigre étendu d'eau* en grande quantité et mis en évaporation dans une chambre, est la seule fumigation irritante que Bennet ose permettre aux phthisiques; mais il ordonne celles dans lesquelles entre le *sulfure d'arsenic*.

Le *chlorure de baryum* avait été ordonné à l'intérieur; M. Gendrin l'a essayé en fumigations, mais sans succès.

Nous ne parlerons pas du camphre donné sous cette forme, les anciens l'avaient déjà rejeté, et si M. Raspail a voulu le remettre en vogue, ce n'est assurément pas contre le tubercule qu'il aurait dû le prôner.

Baumes (1) prétendait que les émanations sulfureuses constituaient un antiphthisique.

___

(1) *Traité sur la phthisie*, p. 267; Paris, 1805.

Si des fumigations ont remué le monde médical, c'est à coup sûr celles de Gannal (1); ce praticien prenait un flacon à deux tubulures, y versait 120 grammes d'eau distillée, avec la quantité de chlore jugée convenable, garnissait les tubulures de deux tubes disposés comme dans l'appareil de Wolf, et plongeait l'appareil dans un bain-marie dont on élevait la température à volonté, suivant le besoin; enfin l'un des tubes était placé dans la bouche du malade qui, en aspirant, faisait pénétrer la vapeur aqueuse chargée de gaz dans les poumons.

D'après l'auteur de ce procédé, la dose du chlore devait varier suivant les malades: chez les uns, on avait assez de trois, quatre ou cinq gouttes du liquide chloré; chez d'autres, au contraire, il fallait élever davantage la dose. On avait pour se guider la susceptibilité de la muqueuse bronchique. Quant au nombre des aspirations, il devait varier aussi suivant les malades et leur susceptibilité pulmonaire; il faisait faire quatre, cinq ou six aspirations les premières fois, et il en augmentait le nombre progressivement, en faisant recommencer cet exercice plusieurs fois par jour.

Naturellement M. Gannal s'était présenté en disant que ce genre de fumigations guérissait la phthisie, s'appuyant du reste sur des faits assez spécieux pour faire croire tout d'abord à cet heureux résultat.

M. Cottereau (2), qui expérimenta le chlore après M. Gannal, vint confirmer les idées primitives émises sur sa valeur curative. Parmi les cas de guérisons qu'il rapporte, il cite celui d'un étudiant en médecine qui fut sauvé par les inspirations de chlore, et, à propos de ce fait, il insiste sur la nécessité de n'employer que du chlore très-pur et de changer l'eau pour chaque séance d'inspirations, afin

---

(1) *Mémoire sur l'emploi du chlore dans la phthisie* (Académie des sciences du 7 décembre 1828).

(2) *Archives gén. de méd.*, t. XX, p. 289, 1re série (1830); t. XXIV, p. 347.

de ne pas faire respirer les vapeurs d'acide chlorhydrique qui auraient pu se former.

Devant les faits heureux que l'on citait, MM. Andral, Toulmouche (1), Bourgeois, crurent devoir expérimenter l'action du chlore dans la pneumonite tuberculeuse, et dès ce moment sa puissance antituberculeuse tomba : les deux premiers auteurs l'abandonnèrent et M. Bourgeois ne le conseilla que comme préservatif; tous s'accordèrent à ne lui trouver d'action que contre la bronchite chronique. Malgré ces opinions contraires à l'usage des fumigations chlorées, malgré la répulsion qu'éprouve pour lui M. Louis (2), M. Bricheteau admet qu'elles pourraient être utiles lorsque les poumons ne sont envahis que partiellement par des tubercules ramollis. Elles pourraient alors activer la cicatrisation des cavernes; mais il finit en concluant comme tous les autres, que c'est surtout contre le catarrhe chronique qu'il faut s'attendre à voir se porter ses bons effets.

Nous ajouterons que le chlore est un médicament dont on ne doit pas abuser dans la pneumonite tuberculeuse, même pour ne combattre que le symptôme bronchite. En effet, dans certains cas, il augmente la toux, la rend douloureuse, cause une irritation qui peut aller jusqu'à l'hémoptysie, enfin il allume la fièvre. Ce que nous avons dit des médicaments existants nous dispense d'apprécier davantage cette médication qui, si elle a une action assez marquée contre le catarrhe, la doit, suivant nous, à cette propriété excitante elle-même.

L'*iode* eut aussi son tour dans les fumigations faites contre le tubercule pulmonaire, et nous pourrions dire mieux, car il est encore employé sous cette forme. Ici, du reste, on agit avec plus de discernement, la propriété que ce corps a de rendre imputrescible le plaçant dans une condition particulière.

---

(1) *Archives gén. de méd.*, t. IV; mois d'avril 1834.
(2) *Recherches sur la phthisie ;* Paris, 1843.

Scudamore (1) le prescrivit uni à la ciguë pour faire des fumigations dont il dit beaucoup de bien.

Morton, de Philadelphie, l'avait déjà employé ; en un mot, presque tous les auteurs qui l'ont essayé à l'intérieur ont eu lieu de se louer aussi de son administration sous forme fumigatoire ; aujourd'hui on voit encore dans le service de M. Piorry des petits flacons contenant de l'iode placés sur la table de nuit des malades ; ils peuvent aussi le respirer plusieurs fois par jour en se plaçant directement au-dessus du flacon, et, dans le reste du temps, l'air atmosphérique en est assez chargé pour qu'il puisse agir un peu sur les malades. Ce moyen peut être bon dans un hôpital, mais en ville il a l'inconvénient d'attaquer les dorures qui se trouvent dans la chambre du malade, et le plus grand reproche que l'on puisse lui faire, c'est de mettre à la portée des souffrants un poison violent dont ils peuvent faire usage dans un de ces moments de désespoir qui accompagnent leur cruelle maladie.

Nous dirons plus loin ce que nous espérons que l'on peut obtenir avec ce genre de traitement, et les cas où l'on pourra en retirer quelques profits seront exposés alors.

Nous terminerons cette classe de fumigations par celles qui ont été faites avec l'*ammoniaque*. C'est M. le Dr Turck qui les a surtout vantées. Il donnait l'ammoniaque volatilisé en faisant demeurer ses malades dans une chambre chauffée de 40 à 45°, où cet agent énergique se répandait dans l'atmosphère. On répéta à l'hôpital Beaujon les expériences de M. Turck, et M. Louis démontra ensuite qu'elles n'ont donné que des résultats négatifs chez les vrais tuberculeux. Du reste, dans le travail de l'inventeur de ce traitement, ce médecin dit (2) : « Ce n'est (la phthisie pulmonaire) qu'un catarrhe chronique ; le plus souvent, c'est le résultat d'un certain nombre de

---

(1) *On inhalation of iod.;* London, 1834.
(2) *Recherches sur la nature et le traitement des maladies de poitrine,* in-8°.

catarrhes. » Or, si c'est le catarrhe chronique proprement dit que M. Turck veut guérir avec les alcalis, c'est autre chose et nous n'oserions pas lui contester le fait. Mais, pour ce qui est de la cure radicale de la tuberculose pulmonaire au moyen des fumigations ammoniacales, nous pensons qu'il ne faut pas y songer.

§ IV. *Fumigations au moyen des gaz.* — A. *Oxygène.* Les inhalations de gaz oxygène ont été faites en Angleterre pour combattre la scrofule; on faisait absorber au malade quatre pintes de gaz pur mêlé avec autant d'air atmosphérique. Les auteurs ont noté quelques bons résultats obtenus sous l'influence de cet agent, mais dans toutes les observations on voit que l'oxygène n'a pas constitué le seul traitement, et que presque tous les malades étaient soumis à l'usage du quinquina. Malgré cela, Chaptal et Fourcroy le jugent utile dans cette affection.

Ferro, dans un ouvrage publié à Vienne en 1793, prétend que l'oxygène remédie à la phthisie lorsqu'on le fait respirer aux personnes atteintes de cette maladie ; mais Nysten ne veut pas croire aux assertions de ce médecin allemand, et dit qu'elles sont erronées.

Thomas Beddoës (1), de son côté, établit que la pneumonite tuberculeuse dépend d'une surabondance d'oxygène dans l'économie, et s'appuie sur ce que l'usage des matières grasses, dont la principale propriété, suivant lui, est de désoxygéner l'organisme, amène la guérison. On trouve donc en lui un ennemi acharné des fumigations de gaz oxygène qui, d'après sa théorie, ne pourraient que nuire au malade en augmentant les produits tuberculeux.

Brieude, à son tour, a vu les inspirations oxygénées augmenter

---

(1) *Observations on the nature and cure of catarrhes, seascurvy, consumption, catarrh and fever together with conjectures upon several other subjects of physiology,* etc.; London, 1793.

considérablement tous les symptômes de la maladie; et un peu plus tard, Fourcroy nous apprend que chez vingt phthisiques où il a essayé l'oxygène, on n'a obtenu que de mauvais résultats.

Sans vouloir dire que les respirations d'oxygène constituent un spécifique du tubercule, nous dirons cependant que nous ne pensons pas qu'elles aient été toujours administrées au moment opportun. Si on les donne alors que les tubercules ne sont pas encore en suppuration, il ne faut songer à obtenir qu'une irritation locale qui donnera évidemment un coup de fouet à la maladie, et au lieu de constater une amélioration, on enregistrera une exacerbation du mal; mais si, au contraire, les inspirations gazeuses oxygénées sont faites lorsque les tubercules sont ouverts dans les bronches, on doit s'attendre à voir surgir d'autres résultats. On sait en effet que si on met en contact avec de l'oxygène des substances animales privées de vie, elles se trouvent attaquées avec plus ou moins de force ; l'oxygène s'empare de leur carbone et de leur hydrogène, et hâte leur décomposition. Par conséquent, si on fait arriver au milieu de caverne une certaine quantité d'oxygène, il se produira là une décomposition gazeuse aux dépens de la matière tuberculeuse accumulée, et les produits de décomposition, acide carbonique et eau, ont même l'avantage de combattre localement le stimulus inflammatoire développé par l'action excitante de l'oxygène.

Nous croyons donc que si l'on pouvait, au moyen d'un médicament, empêcher la sécrétion des tubercules, on obtiendrait de bons résultats des inspirations d'oxygène lorsque les tubercules suppureraient, et surtout lorsqu'ils seraient peu nombreux ; la matière tuberculeuse serait d'abord éliminée plus rapidement, et, après sa disparition, l'oxygène constituerait un excitant qui hâterait la cicatrisation des cavernes.

B. *Acide carbonique.* Percival fut un des premiers qui songea à faire usage du gaz acide carbonique pour combattre la pneumonite tuberculeuse; mais ses expériences et celles de Lalouette n'eurent que des succès trop médiocres pour pouvoir fixer l'attention médicale. Malgré cela, M. Goin, de St-Alban, a adressé, en oct. 1850, un mémoire à l'Académie sur l'efficacité de l'acide carbonique contre la tuberculose pulmonaire; mais M. Grisolle a su, dans son rapport, faire justice des faits avancés par M. Goin, faits qui n'étaient pas complets, et où il manquait les preuves les plus nécessaires.

Aujourd'hui que nous connaissons la propriété anesthésique de l'acide carbonique, on peut croire que les cas dans lesquels on constatait de l'amélioration n'étaient que le résultat de cette propriété même, qui diminuait ou annihilait, pour un certain temps, les douleurs locales. Mais les désavantages qui se lient à cette propriété sont tels, que l'on doit repousser ce genre de fumigations.

Nous citerons, pour que l'on ait soin de les bannir, les *vapeurs de charbon,* que conseillaient MM. Tschikarewysky et Sokolow. Évidemment on n'avait là que des vapeurs d'acide carbonique, plus nuisibles encore que celles prescrites par les devanciers, puisqu'elles contenaient de l'oxyde de carbone, sur les propriétés délétères duquel nous n'avons pas besoin de nous appesantir.

C. *Air comprimé.* On prétend que les bains d'air pur remontent à Franklin. Hallé (1) en faisait souvent mention dans ses cours d'hygiène; et si les aspirations d'air comprimé ont eu leurs admirateurs, on peut dire qu'elles en ont encore. Quant à nous, nous croyons que c'est à juste titre que l'on a espéré en retirer quelque avantage. Sous leur influence, en effet, on force les cellules pulmonaires à se distendre plus fortement, et on facilite l'imprégnation des globules sanguins par l'oxygène, et, partant, la circulation; seulement, on se trouve encore là devant un médicament excitant dont il faudra

---

(1) *Mémoires de la Société royale de méd.,* t. II, p. 131; 1777 et 1778.

suspendre l'emploi s'il y a quelque crainte au sujet des hémoptysies. Cé moyen nous semble surtout utile lorsque l'on a affaire à
un malade dont les tubercules suppurent.

M. Pravaz, de Lyon, condense l'air dans une énorme machine
où il peut placer plusieurs sujets à la fois. Suivant lui, l'air agit
d'abord comme stimulant et ensuite comme dilatant du tissu pulmonaire. Cette idée se rapproche beaucoup de celle de Ramadge (1),
qui voulait aussi dilater les cellules du poumon.

M. le Dr H. M'Cormac, de Belfast, attribuant la production des
tubercules à des dépôts de matières carbonées qui se font dans
l'économie, insiste sur la respiration d'air pur et comprimé comme
moyen curatif.

Si vraiment le tubercule est produit par la cause que donne
M. le D^r M'Cormac, on se trouve tenté de se rallier à lui et de
déposer en principe que, en privant l'individu tuberculeux de
substances carbonifères et en le mettant dans un milieu oxygéné ne
contenant pas d'acide carbonique, on arriverait à détruire le tubercule par absorption, attendu que l'économie prendrait, là où elle
en trouverait, du carbone nécessaire à la combustion incessante
qu'elle entretient, et nul doute que, dans sa prévoyance, elle ne
le prît là où non-seulement il est inutile aux fonctions de la vie,
mais où encore il est nuisible, c'est-à-dire dans les dépôts tuberculeux.

Ce qui précède vient à l'appui de ce que nous disions à propos
de l'oxygène. Nous bannissions ce gaz de la première période de la
tuberculose, à cause de sa vertu trop excitante, et nous le réser-
vions pour le moment où les tubercules sont en suppuration. Au
contraire, nous croyons que l'on peut employer au début l'air comprimé, en ayant soin de surveiller l'excitation produite et de graduer, selon elle, la plus ou moins grande force de compression.

____

(1) *Consumption curable;* London, 1834. In-8°.

— 131 —

D. *Hydrogène antimonié.* Le Dr J. Hannon, professeur à l'Université de Bruxelles (1), a proposé d'administrer, dans certaines conditions d'état de la tuberculisation pulmonaire, le gaz *hydrogène antimonié.*

Pour cela faire, on emploie un flacon à large tubulure, dans lequel on met 6 grammes de zinc, 3 grammes d'antimoine et 3 grammes de tartre stibié ou de chlorure d'antimoine. Il est inutile de faire remarquer que ces agents chimiques doivent être purs. On ajoute ensuite, d'heure en heure, quand le malade doit aspirer le gaz, 2 ou 3 grammes d'acide chlorhydrique jusqu'à ce que 30 grammes d'acide soient employés. Comme il y a, pendant le dégagement du gaz quelques vapeurs d'acide chlorydrique qui se produisent, il est bon, pour soustraire le malade à leur effet, de boucher le goulot au moyen d'une éponge mouillée dans une solution alcaline, ou bien de laver le gaz dans un appareil de Wolf rempli d'une solution également alcaline, qui n'a aucune action sur le gaz qui doit être respiré. Suivant lui :

Chaque inhalation ne doit pas dépasser cinq minutes.

La dose doit naturellement varier avec l'âge du malade et diminuer graduellement au fur et à mesure que la fièvre tombe.

Enfin on a soin de laisser auprès du malade l'appareil en fonction, de sorte qu'il y a dans la chambre un atmosphère contenant de l'hydrogène antimonié en assez grande quantité pour que son action continue sur le sujet qui est soumis à sa respiration.

Ce gaz est sans odeur, il n'irrite pas les bronches par son passage, et son innocuité, d'après le savant professeur, est constante.

Sous son influence, le nombre des inspirations diminue promptement, mais sans que pour cela la respiration soit le moins du monde gênée.

Son action sur l'appareil circulatoire est assez marquée, le pouls se ralentit en s'affaiblissant et devient quelquefois irrégulier.

---

(1) *Presse médicale belge.*

Ce qui constitue surtout un grand avantage, c'est qu'en ayant soin de bien régler l'administration des aliments, on peut faire aspirer le gaz antimonié sans noter des nausées, des vomituritions, **de** la diapharèse, accidents qui ne manquent presque jamais dans tout autre mode d'administration du tartre stibié. On voit seulement la sécrétion urinaire augmenter.

La tolérance une fois établie se maintient indéfiniment, fait qui n'a pas toujours lieu lorsqu'on administre l'émétique sous une autre forme.

Plus le régime est sévère, plus l'action du médicament est grande.

Parfois il survient des symptômes généraux assez marqués, c'est un signe qu'il faut diminuer la dose du gaz administré.

Enfin, sous l'influence de cet agent l'expectoration devient plus facile, les crachats se liquéfient et le malade marche à la guérison.

Nous ne commenterons pas les assertions du Dr Hannon, nous n'avons jamais vu employer son remède ; seulement nous dirons à ceux qui voudraient tenter son usage ; peut-être avons-nous là un bon moyen, mais il faut en user avec une prudence extrême et ne pas perdre de vue les vertus dangereuses du gaz hydrogène antimonié.

E. *Fumigations diverses.* Il ne nous reste plus qu'un mot à dire sur certaines fumigations peu usitées aujourd'hui, nous voulons parler des fumigations faites en plaçant les malades atteints de pneumonite tuberculeuse dans des *étables à vaches*, en les soumettant au *séjour des marais*, en les renfermant dans des *étuves sèches*.

L'usage des *étables à vaches* remonte assez haut, Ponteau leur attribue de bons effets à cause des dégagements de vapeurs ammoniacales et aussi parce qu'il s'y trouve une notable quantité d'acide carbonique.

Nous savons aujourd'hui que c'est surtout par leur température douce et égale qu'elles amènent un léger soulagement, bien compensé par cette atmosphère chargée de matières putrides. Peut-être les émanations provenant des fourrages ont-elles, dans certains

cas, produit les heureux résultats que quelques auteurs ont si-
gnalés? En tout cas ce ne serait qu'un résultat insolite sur lequel le
médecin ne doit pas compter.

Nous n'avons pas été peu étonné de voir MM. Boudin (1) et
Tiercelin approuver le séjour des tuberculeux au milieu des mias-
mes des pays marécageux. Nous avions cru que cette erreur était
tombée avec les vieux auteurs. Sur quoi ces contemporains s'ap-
puient-ils pour donner un tel conseil? sur ce que dans les pays à
fièvres intermittentes la phthisie est plus rare que dans les endroits
où ces fièvres ne se montrent pas. Mais ne comprend-t-on pas bien
facilement que les individus qui arrivent à 15 ans dans ces mal-
heureuses contrées, sont ceux qui sont doués d'une constitution
assez robuste pour lutter contre les maladies, puisque leur enfance
a su résister au fléau du pays, aux effluves marématiques. Ne
voyons-nous pas, par les statistiques de ces contrées, que la mortalité
est énorme sur les enfants en bas âge qui succombent à l'empoisonnement local.

Suivant nous, c'est une grave erreur de croire à la vertu prophylactique ou curative de ces pays, et jamais nous n'oserons conseiller
leur séjour à un individu d'un tempérament seulement faible.

Citons, comme mémoire, les *étuves sèches,* dont Bennet dit s'être
servi avec avantage, et que Brieude repousse, aussi bien que les
étables à vaches, comme ne constituant que de méchants moyens
pour s'attaquer à la pneumonie tuberculeuse.

---

(1) *Géographie médicale.*

CHAPITRE XIII.

Eaux minérales.

On ne doit pas s'attendre à nous voir traiter dans ce chapitre toutes les eaux minérales qui ont été vantées contre les tubercules; il existe assez d'ouvrages complets sur ce sujet pour que nous ne nous trouvions pas dans la nécessité d'envisager les diverses sources sous tous leurs rapports; mais néanmoins nous devons dire, d'une manière générale, ce que nous pensons de l'usage thérapeutique des eaux minérales, et nous arrêter à quelques-unes d'entre elles.

Connus et prescrits depuis l'antiquité, ces agents sont encore un des remèdes que l'on conseille aujourd'hui avec beaucoup d'assiduité, mais peut-être pas avec assez de discernement ; et pourtant leur action ne manque pas d'importance. Lorsque l'on considère la série des substances terreuses, métalliques, alcalines, salines, gazeuses, que l'analyse chimique y a démontrées, on ne doit plus s'étonner de leur action active; mais quoique les observations cliniques soient venues corroborer l'analyse chimique, on n'a pas encore dit le dernier mot sur leurs propriétés particulières. C'est qu'en effet il ne faut pas s'occuper de l'eau seule, mais aussi des états atmosphériques qui l'environnent, du plus ou moins de salubrité du pays où elles se trouvent, de leur calorique, de leur position géographique.

Toutes en général sont ordonnées et administrées pendant les mois les plus chauds de l'année, ici à partir de mai, là de juin, ailleurs de juillet; cette pratique n'a pas de graves inconvénients dans le traitement de certaines affections, mais nous croyons fermement qu'elle peut amener de funestes résultats, dans la pneumonite tuberculeuse spécialement. Dans cette affection, en effet, on conseille le plus souvent les eaux des Pyrénées. A-t-on raison ? nous envisagerons ce point tout à l'heure ; mais comme climatologie a-t-on raison ? nous ne le croyons pas. Nous envoyons un malade dans un pays excellent, c'est vrai ; mais, lorsque sa saison de bains sera terminée, nous le forçons à venir s'établir dans un pays situé à plus de 200 lieues dans les régions du Nord : or ce changement de température, joint au changement d'hygiène, est incontestablement funeste aux tuberculeux ; si l'on veut conseiller le séjour aux Pyrénées pendant l'été, il faut ordonner les voyages dans le sud de l'Italie ou de l'Espagne pendant l'hiver, et alors on sera conséquent avec soi-même et avec la maladie que l'on veut guérir ; ou bien il faut laisser les eaux de Bagnères, de Bonnes et de Cauterets, aux malades venus des pays méridionaux exclusivement. Ce n'est pas seulement pour les eaux minérales à sources vives que ce fait se présente, nous le retrouvons aussi lorsqu'il s'agit des bains de mer. La mode, que chacun se plaît à regarder comme un tyran, entraîne les malades tantôt vers un port de mer, tantôt vers un autre : aujourd'hui Biarritz est peuplé ; demain, si la vogue le veut, ce sera Nice, ce sera Dieppe ou toute autre ville, mais jamais ce ne sera l'autorité médicale qui fixera la station maritime que l'on devra préférer. Or, nous le répétons, cette manière d'agir est funeste et souvent mortelle. Mais, nous dira-t-on, vous ne contesterez pas les heureux résultats que l'on a obtenus avec les eaux des Pyrénées. Ceci est vrai ; seulement nous croyons qu'en choisissant bien parmi les eaux du Nord, on pourrait trouver des lieux où l'action curative des eaux minérales serait aussi évidente.

Quoi qu'il en soit, examinons un peu l'action des eaux minéralisées dans les diverses phases de la tuberculose.

Les eaux minérales naturelles ont été recommandées pour combattre l'état scrofuleux par Bordeu, Portal, Samuel Cooper, et *tutti quanti*, et non sans raison, car les scrofules (ganglite tuberculeuse) éprouvent le plus souvent une grande amélioration sous l'influence du traitement.

D'après le D\ Gillette, les enfants scrofuleux traités aux eaux de

Forges, à l'établissement de l'assistance publique, en ressentent la plus heureuse influence , et reviennent le plus ordinairement avec une véritable reconstitution de l'économie; en même temps, on constate que les manifestations diathésiques se sont résolues ou tout au moins enrayées.

L'action excitante de la plupart des eaux minérales, l'introduction dans l'organisme de principes modificateurs, l'animation des fonctions cutanées sous l'influence des bains, et de plus les conditions hygiéniques inséparables de la médication thermale, font comprendre les bons résultats que l'on obtient dans ces cas lorsque l'on sait sagement graduer la dose de l'eau administrée.

C'est surtout les *eaux sodiques chlorurées* et les *eaux mères des salines*, qui conviennent aux scrofuleux, fait 'que l'on s'explique assez facilement en se souvenant des heureux effets que produit le sel marin sur l'économie tuberculeuse ou prédisposée à l'être. Quant aux *eaux sulfureuses*, elles ne doivent venir qu'en deuxième ligne comme remède spécial à certaines manifestations, et non comme agent destructif du principe diathésique de ces manifestations, comme on a essayé de le croire et de le faire croire.

Devons-nous nous étonner du bon effet produit par les eaux sodiques chlorurées? Nullement. En effet, nous trouvons dans ces eaux, telles que celles de Forges, Uriage, Aix-la-Chapelle, Bourbon-l'Archambault, Nauheim, Kissengen, etc. etc., outre le chlorure de sodium qu'elles renferment en quantité pondérable, du brome, et souvent de l'iode à un assez haut degré de concentration, eu égard à la faible proportion qu'il en faut pour obtenir des effets.

Les *eaux mères des salines* sont peu employées en France, malgré les efforts de MM. Trousseau et Lasègue pour les populariser; espérons toutefois qu'elles deviendront bientôt plus suivies lorsqu'on en aura constaté les bons résultats journaliers.

Déjà, lors de notre séjour à l'hôpital Saint-Louis, nous avions entendu vanter les effets remarquables des eaux de Kreuznach par notre savant maître M. le Dr Cazenave. M. Durand-Fardel s'est chargé, dans ses leçons faites à l'École pratique en 1857, de nous faire savoir que l'on employait aussi les eaux mères à Hanheim, à Kissengen, à Hombourg, d'où on les a transportées en France ; nous les trouvons utilisées à Salins (Jura), à Salies (Béarn), et au Croisic (Loire-Inférieure). Seulement il faut être très-prudent dans l'emploi de ce médicament, qui, par cela même qu'il paraît fort simple, de l'eau, n'en est que plus terrible, s'il est mal administré : ainsi de simples compresses imbibées d'eau mère pure et appliquées sur la peau produiront, en vingt-quatre heures ou quarante-huit heures au plus, une éruption pustuleuse ressemblant assez à celle que l'on obtient avec la pommade stibiée.

M. Rotureau a observé que ces bains rendaient plus marquée la sensation de froid éprouvée d'abord en se plongeant dans l'eau salée de Hanheim ; mais bientôt succède à ce phénomène de réfrigération un sentiment de chaleur qui, si le bain est trop fort en eau mère, ne tarde pas à provoquer une rougeur intense de la peau, puis des démangeaisons violentes, et même parfois des bourdonnements d'oreille, des éblouissements, de la dyspnée et des palpitations.

D'après ce qui précède, nous voyons que c'est à une main médicale seule qu'il est permis de verser ces eaux aux malades.

Données sous forme de bains, les eaux salines mères seront prescrites graduellement, en mettant d'abord 10, puis 20, puis 30, etc., litres d'eau saline dans chaque bain, de façon à pouvoir étudier la tolérance de chaque individu.

Administrées à l'intérieur, on commencera par en faire prendre de petites doses, et augmentant aussi graduellement jusqu'à ce qu'il se produise quelques troubles, comme par exemple de la diarrhée ; dès que ce phénomène se manifestera, ou baissera de 1 ou 2 degrés la dose administrée, afin de pouvoir la continuer sans inconvénient pendant le laps de temps jugé nécessaire.

Ces eaux ont donc pour action de purger lorsqu'on les fait prendre à forte dose, et c'est là un point que l'on ne doit jamais perdre de vue, d'après ce que nous avons dit en parlant des purgatifs, afin d'éviter cette action débilitante. Elles produisent aussi d'autres modifications sur le système général de l'économie : elles sont diurétiques, développent l'appétit, amènent un sentiment de bien-être et de force.

Nous disions, il n'y a que quelques instants, que MM. Trousseau et Lasègue avaient tenté de populariser les eaux salines en France. Ces eaux sont peu suivies, avons-nous dit aussi. Jusqu'à un certain point cela se comprend. Nos eaux mères salines sont à Salins, Bourbon l'Archambault, Bourbonne, Balaruc, le Croisic et quelques autres encore en moindre réputation : or, parmi ces stations thermales, hormis celles de Bourbonne et du Croisic, où la température est à peu près la même que dans le nord de la France, les autres sont situées dans les régions méridionales. Nous pensons donc que l'on a raison de ne pas y envoyer ses malades pendant l'été, pour les rappeler à Paris ensuite vers le mois d'octobre. Selon nous il y aurait là une absence de coordination dans les moyens thérapeutiques.

Le malade envoyé, l'été à Kreuznach ou ailleurs, en Allemagne, n'y souffre pas du froid, et une fois sa saison de bains passée dans ces lieux, il revient chez nous où la température, au lieu de diminuer comme cela aurait lieu s'il passait du sud au nord, augmente au contraire de quelques degrés. De cette façon la loi hygiénique n'est pas violée. De plus, on peut, en agissant ainsi, faire continuer l'action des eaux mères salines aussi longtemps qu'on le juge convenable, en chassant un malade de Kreugnach pour l'envoyer, en hiver, vers les sources du midi. Donc, à moins de se borner à Bourbonne et au Croisic, il vaut mieux envoyer la tuberculose à formes scrofuleuses passer l'été dans le nord, et réserver les sources du midi pour les nations étrangères encore situées dans des pays plus brûlants que les nôtres.

Les *eaux sulfureuses* ont aussi été prescrites contre la variété de tuberculose qui nous occupe. Pinel conseillait les sources de Baréges et des *Eaux-Bonnes*, surtout vantées aujourd'hui contre la pneumonite tuberculeuse. MM. Trousseau et Pidoux nous disent que les bains sulfureux rendent de grands services dans les cas de scrofules externes, et que c'est avec eux et les bains d'eaux minérales que l'on obtient des cures qui semblent merveilleuses.

A l'intérieur, ils conseillent particulièrement celles de Baréges et d'Aix en Savoie.

Dans l'un et l'autre cas, il faut s'en abstenir s'il y a un état fébrile marqué, ou sinon l'état inflammatoire ne tarde pas à se manifester de nouveau ; et toujours il faut les donner avec prudence.

Est-ce l'eau sulfureuse proprement dite qui donne de si brillants résultats ? Nous nous permettrons de ne pas le croire, malgré l'assertion de maîtres tels que MM. Trousseau et Pidoux, et nous croirons bien plutôt que c'est le chlorure de sodium, tenu en solution dans les eaux sulfureuses, qui produit les effets notés. Nous aurions du reste à faire le reproche de la latitude à ces sources, mais nous nous y sommes déjà bien arrêté, pour faire comprendre nos idées à ce sujet. Nous nous expliquons encore l'action des bains sulfureux et des boissons de même espèce par l'excitation qui se produit vers la peau. En général cette surface fonctionne mal, il y a une perte pour l'élimination de son côté, et sous l'influence de la médication sulfureuse son état normal tend à se reconstituer et sa sécrétion à se faire régulièrement.

Nous citerons, à l'appui de nos convictions sur l'action du chlorure de sodium, l'usage journalier des bains de mer que les praticiens conseillent pour détruire la scrofule, et l'usage de l'eau de mer que Pinel prescrivait contre la ganglite tuberculeuse.

M. Guersant (1) a vu des affections scrofuleuses qui résistaient depuis plusieurs années à toute sorte de traitement, céder uniquement à l'usage des bains de mer, donnés d'une manière médicale et

---

(1) *Dict. de méd.* en 21 vol., p. 198 ; sept. 1827.

en prenant toutes les précautions nécessaires. Seulement nous ne sommes plus de son avis lorsqu'il les dit très-dangereux s'il y a quelques tubercules pulmonaires en voie de développement.

Ces bains, du reste, appartiennent à la médication chlorurée sodique. Mais ce que l'on fait surtout à la mer, et sans s'en apercevoir, c'est de l'hydrothérapie. En effet les bains les plus courts sont ordinairement les plus efficaces par suite de la réaction qui s'opère. On a de plus avec eux un massage continu et doux par l'action des vagues sur le corps.

C'est surtout dans le lymphatisme du bas-âge qu'ils réussissent le mieux; pourtant leur action sur les adultes n'est pas à dédaigner; elle l'est d'autant moins qu'à leur action spéciale se joint celle de l'atmosphère maritime où vit le malade.

A l'hôpital Saint-Louis, on a retiré de bons effets des bains hydrofères à l'eau de mer, de M. Mathieu (de la Drôme).

Enfin, parmi les eaux minérales encore vantées dans ces derniers temps, nous citerons les eaux Bromo-iodurées de Boudonneau (Drôme) qui, d'après les analyses de M. Ossian Henry, auraient une action aussi favorable sur la forme scrofuleuse de la tuberculose que sur la forme pulmonaire de la même maladie. On pourrait, suivant ce chimiste, remplacer avec elles les iodures de fer et l'huile de foie de morue. Nous ne savons pas ce que tiendront ces eaux, mais nous croyons que c'est beaucoup promettre. La présence du fer suffirait pour nous les faire suspecter dans la pneumonite tuberculeuse.

Passons maintenant à l'emploi des eaux minérales dans l'autre forme de tuberculose où elles ont été prescrites, dans la pneumonite tuberculeuse.

L'emploi du soufre qui remonte si haut, puisque Galien envoyait les phthisiques en Sicile respirer les émanations sulfydriques qui s'échappaient des volcans, a donné l'idée d'employer d'abord les composés soufrés tels que : le *baume de soufre* qui aurait donné quatre cas de guérisons à F. Hoffmann dans des cas désespéré; le *sulfure de calcium* que Hoffmann et Stoll ont prescrit, et qui, entre les mains de M. Harel de Tancrel, cité par MM. Trousseau et Pidoux, aurait amené la guérison de plusieurs phthisiques, etc. Enfin on en est arrivé à l'usage des eaux minérales sulfureuses, car c'est celles-là qui jouissent encore de la réputation de guérir quelques cas de phthisie. Mais sur ce sujet les auteurs sont loin d'être d'accord; les uns portent les eaux sulfureuses aux nues, les autres les rejettent complétement.

Brieude avait reconnu que les eaux thermales que les malades boivent à la source changent souvent les pulmonies (pour employer son expression) chroniques en aiguës : et comme c'est surtout les eaux thermales sulfureuses qui produisent cet effet, il veut qu'on en surveille l'emploi avec une grande sagacité.

Demalet, qui adopte les idées de son contemporain sur le sujet actuel, dit que les eaux minérales en général ne conviennent que dans les phthisies commençantes, et qu'il faut les proscrire dans tout autre moment parce quelles sont trop excitantes. Il préfère tout simplement les bains chauds, parce qu'ils fondent les sels et les différents corps qui restent à la surface de la peau; parce que, sous leur influence, les pores s'ouvrent, le derme s'épanouit, la transpiration se fait bien, et que les douleurs de poitrine diminuent. Nous sommes assez partisan des idées de Demalet dans ce cas, mais si le plus généralement on ne prescrit pas les bains chauds; si même on les repousse, cela tient à ce que nous savons trop bien que les malades ne sont pas assez prudents pour bien se couvrir en sortant de leur cabine, ou que la misère les empêche ou d'employer les bains, ou d'avoir des vêtements pour se préserver des atteintes du froid. C'est pourquoi nous préférons les frictions sèches où légèrement humides qui, en débarrassant l'épiderme des divers corps étrangers qui peuvent le couvrir, lui rendent sa vitalité et l'exercice de ses fonctions.

Aujourd'hui encore on juge bien diversement les résultats obtenus avec les eaux minérales sulfureuses. Tandis que M. le Dr Génieys (1), médecin inspecteur des eaux d'Amélie-les-Bains, dit qu'il a vu l'hémoptysie se reproduire chez les phthisiques soumis aux inhalations sulfhydriques ; qu'il faut s'abstenir de ce genre de traitement dans le deuxième degré de la tuberculose pulmonaire, pour ne l'employer que dans le premier degré ; on trouve d'autres médecins inspecteurs complétement en désaccord avec lui et qui prétendent que les inhalations de gaz sulfhydrique, loin de provoquer les hémoptysies, en préviennent le retour.

De son côté, M. le Dr Tiercelin assure que les eaux sulfureuses naturelles favorisent les exhalations pulmonaires et cutanées, redonnent de l'appétit, facilitent la digestion, en un mot, constituent un des meilleurs médicaments ; mais que pour produire tout leur effet, elles ont besoin d'être administrées sur place et dans une saison convenable.

M. Durand-Fardel ne les trouve souveraines que contre les manifestations cutanées de la tuberculose (scrofule) et dans les catarrhes laryngés et bronchiques. Enfin MM. Trousseau et Pidoux, sans se déclarer bien nettement, disent : que des praticiens éclairés ont reconnu, de la façon la plus positive, la guérison de quelques personnes atteintes de tubercules pulmonaires, guérison arrivée sous l'influence des eaux minérales sulfureuses des Pyrénées. Mais, ajoutent-ils, ces cas ne sont pas communs ; le plus grand nombre des malades voient au contraire l'affection tuberculeuse faire des progrès plus rapides, si cette cruelle maladie a dépassé le premier degré des auteurs ; et la plus part n'éprouvent que du soulagement.

Que croire, que conseiller lorsque les maîtres eux-mêmes sont dans le doute?

Avons-nous lieu de nous étonner de cette espèce de coup de fouet donné par les eaux sulfureuses à la pneumonite tuberculeuse par-

---

(1) Séance de l'Acad. de Méd., 27 sept. 1859.

venue au deuxième degré? Nullement. Nous savons, en effet, que tout état inflammatoire fébrile est augmenté sous l'influence des eaux thermales sulfureuses, or il ne peut pas exister de deuxième degré de tuberculisation sans qu'il y ait des petits états inflammatoires produits par la naissance, l'éclosion de nouveaux tubercules, ou bien encore par le réveil de l'état inflammatoire qui entourait les premiers.

En admettant que l'on puisse essayer les eaux minérales sulfureuses lorsque la phthisie est au début, il faudra toujours avoir devant les yeux les complications qui peuvent se présenter, c'est-à-dire la fièvre, l'hémoptysie et la diarrhée. On devra donc commencer l'administration de l'eau sulfureuse par des doses très-minimes, avoir soin de couper cette eau avec du lait si le malade digère ce liquide, et augmenter progressivement la quantité à ingérer avec une prudence extrême.

Pour nous, nous nous abstiendrons le plus souvent de cette médication peu sûre : d'autant plus que nous croyons que les effets que l'on en retire ne sont pas dus à la présence du soufre dans l'eau, mais au chlorure de sodium qu'elle renferme en plus ou moins grande quantité. De plus, les eaux minérales sulfureuses, préférées en France dans le traitement de la pneumonite tuberculeuse, sont celles de *Bagnères-de-Luchōn, Vernet, Cauterets,* les *Eaux-Chaudes* et les *Eaux-Bonnes,* et nous avons contre elles leur latitude. En réalité, si les eaux sulfureuses ont quelque action pour combattre la tuberculose pulmonaire, nous ne nous expliquons pas pourquoi à ces sources seules serait réservé le privilège de donner des cas de guérison. N'est-ce pas plutôt parce que chacun s'y porte que l'on peut constater quelques succès sur des milliers de malades? Nous savons bien que toutes les sources de même espèce ne renferment pas en dissolution identiquement les mêmes corps, mais alors c'est au médecin à étudier les doses qu'il doit prescrire aux malades, et nous citerons à l'appui de notre opinion les succès, encore trop récents pour pouvoir être jugés, que M. Sales-Girons dit obtenir avec les eaux pulvérisées de *Pierrefonds*, et les autres cas favorables qui appartiennent aux sources d'*Enghien*.

Quand la tuberculisation pulmonaire est arrivée au ramollissement avec expectoration purulente, fièvre hectique, sueurs nocturnes, il faut, dit-on, éviter avec grand soin d'envoyer ses malades aux stations thermales sulfureuses, car alors on verrait la mort arriver à pas de géant. Nous voulons bien croire cela dans la majorité des cas; mais nous pensons que si l'on avait à traiter un tuberculeux porteur d'un très-petit nombre de cavernes, on pourrait, au contraire, arriver à quelques bons résultats sous l'influence des eaux minérales sulfureuses, si l'on avait soin de soustraire le souffrant à la sécrétion de nouveaux tubercules. Dans ce cas, on pourrait obtenir une légère irritation des cavernes, hâter l'élimination de la matière tuberculeuse et parvenir peut-être à la cicatrisation. Car il ne faut pas perdre de vue que Laënnec a dit : que l'on ne pouvait guérir un malade atteint de tubercules qu'après la dernière élimination de ce produit morbide, et, bien que l'axiome du grand maître soit un peu absolu, il y a bien des cas où il est vrai.

Pour ce qui est de l'usage des bains de mer dans la pneumonite tuberculeuse, nous n'en dirons que deux mots. Cette médication ne doit être employée que dans les cas de tuberculose soupçonnée, ce qui est assez dire qu'il faut s'en abstenir lorsque les tubercules existent dans le poumon.

Bien que les eaux minérales aient été peu conseillées dans les formes de la tuberculose autres que la ganglite et la pneumonite, nous croyons que l'on peut en retirer de bons effets dans les genres tels que l'épididymite, l'ostéite, etc., la méningite tuberculeuse faisant seule exception, à cause de sa marche rapide; et dans ce cas, c'est aux eaux sodiques chlorurées que nous donnerions toujours la préférence.

Enfin nous conclurons comme M. Guersant, en disant que trop souvent le praticien ne s'occupe pas assez des propriétés inhérentes aux eaux mêmes, pour faire trop attention à l'état hygiénique dont il entourera son malade, en l'éloignant de ses occupations, de ses préoccupations journalières pour l'entourer d'air pur, d'un bon régime et de distractions.

CHAPITRE XIV.

Médications dites spécifiques.

§ Ier. *Tartre stibié.* — En parlant des vomitifs, nous avons déjà établi l'antiquité de l'usage de l'émétique, et nous avons dit que l'illustre Sylvius de Le Boë attribuait aux antimoniaux des vertus spéciales capables de combattre les affections générales de l'économie. De son côté, Th. Reïd n'a pas trouvé un cas dans lequel la santé des phthisiques ne se fût améliorée sous l'influence du tartre stibié.

Dans les premières années de ce siècle, nous voyons le Dr Lanthois (1) s'exprimer ainsi sur la vertu de l'émétique :

«Sa vertu est uniforme et constante, il remonte le système des forces, facilite les digestions, agite et dissout les sucs dégénérés qui croupissent dans les premières voies, entretient la transpiration; favorise les mouvements excrétoires du centre à la circonférence; mais, sur toutes choses, il est fondant et résolutif au plus haut degré. »

Rivière, Sérane père et fils, de Montpellier, employaient beaucoup le tartre stibié dans les affections chroniques et aiguës de la poitrine, et cela bien avant que Lanthois n'en parle, comme le dit Bordeu dans son traité du tissu muqueux.

Lanthois donnait l'émétique en solution et faisait de cette solution la boisson ordinaire de ses malades. Il commençait par un grain (0,05) et allait jusqu'à deux (0,10) pour les tempéraments robustes.

---

(1) *De la Phthisie pulmonaire;* Paris, 1518. In-8°.

Ce premier grain ou ces premiers deux grains, il les étendait dans 8 pintes (litres) d'eau clarifiée, et ce liquide, coloré aux repas avec un peu de vin, devenait la boisson ordinaire des tuberculeux qu'il soignait. Les 8 pintes servaient pendant huit jours, en en donnant une pinte chaque jour. Au bout de ce temps, il refaisait faire 8 nouvelles pintes, en ajoutant en plus un demi-grain du médicament, et les malades les absorbaient dans les huit jours suivants. Rarement, dit-il, je pouvais dépasser 0,10 centigram., sans noter des nausées et des secousses vomitives ; néanmoins, en agissant avec beaucoup de ménagement, on arrivait à les faire tolérer et même à augmenter un peu la dose suivant les individus.

Comme adjuvant de son traitement, il donnait des pilules à base alcaline et amère, et des bouillons médicamenteux faits avec du cresson, du trèfle d'eau, du becabunga, non pas pour agir contre le tubercule lui-même, mais pour combattre les symptômes concomitants.

Ce ne fut pas contre la pneumonite tuberculeuse seule qu'il prescrivit le tartre stibié ; il l'administrait aussi contre les scrofules, le carreau ; en un mot, sans s'en douter peut-être, il le présentait comme un remède antituberculeux dans toute l'acception du mot.

Malgré la manière sérieuse dont les auteurs que nous venons de citer s'étaient occupés du traitement de la pneumonite tuberculeuse par l'émétique, c'est Giovanni de Vittis (1) que l'on cite toujours lorsque l'on parle de la médication stibiée ; pourtant nous ne voyons pas ce qu'il a fait de plus que ses devanciers. Lanthois finissait par donner 0,10 centigr. de tartre stibié en huit jours ; Giovanni de Vittis ordonne matin et soir une cuillerée à bouche de la potion suivante :

Tartre stibié................ 0,15 centigr.
Infusion de fleurs de sureau. 150 gram.
Sirop simple................ 30 —

(1) *Annali universi di medicina*, décembre 1832.

ce qui revient à peu près au même; il est vrai qu'il ajoute à cela une tisane composée de 2 tiers d'eau pour 1 tiers de lait, et ne donne pour nourriture que du riz cuit en consistance de bouillie et sucré; mais que peuvent, en réalité, ces légères modifications? Nous croyons même que le médecin italien n'avait pas une grande confiance dans son traitement, lorsqu'il conseille de le remplacer par la digitale unie à l'ipécacuanha, si la potion émétisée produit des évacuations alvines trop abondantes. Ce qui est certain, c'est qu'à Lanthois seul appartient la gloire d'avoir entrevu une espèce de spécificité du tartre stibié contre la tuberculose.

Jusqu'à ce jour, tous les praticiens qui ont essayé l'émétique pour détruire la pneumonite tuberculeuse s'en sont trouvés contents.

M. le Dr Rufz (1) a remarqué que, donné à doses fractionnées, le tartre stibié avait une heureuse influence sur la marche de la maladie.

M. Bricheteau (2) a retiré de bons effets de son usage, même dans la phthisie au troisième degré; et, se ralliant à l'opinion de Laënnec, il dit que la guérison ne peut, du reste, s'obtenir qu'après la fonte tuberculeuse. Dans son traité des maladies chroniques, il nous dit qu'il a employé l'émétique d'après Giovanni de Vittis, qu'il n'a jamais eu à regretter son usage, et qu'il a même obtenu des guérisons. Mais c'est avec une peine profonde que nous trouvons à côté de cela une chose qui peut passer pour une monstruosité thérapeutique dans le siècle où nous sommes. Nous voudrions la passer sous silence, mais nous croyons pourtant de notre devoir de la signaler. M. le Dr Bricheteau, dont l'autorité scientifique incontestable n'a pu nous inspirer que du respect, nous dit : «Depuis quelque temps nous avons substitué le sirop d'ipéca à l'émétique, ce dernier médicament n'étant pas souvent accepté par les malades, à cause de ses effets

---

(1) *Mém. de l'Acad. de Méd.*, t. X, p. 223 ; Paris, 1843.
(2) *Gazette des hôpitaux*, 1837 (conférences cliniques).

nauséeux » (1). Pour ce maître, l'émétique et l'ipéca ont donc les mêmes propriétés physiologiques ? Si l'auteur ne se prescrivait que de faire vomir son malade, on comprendrait à la rigueur cette substitution de vomitif; mais non, c'est avec la méthode de Giovanni de Vittis qu'agit M. Bricheteau; or Giovanni de Vittis fait tolérer son émétique, et s'il arrive à donner son ipéca, c'est par une de ces erreurs de science ou de conscience que nous n'oserons jamais attribuer à un médecin français. Du reste, M. Bricheteau veut bien aussi faire tolérer son tartre stibié, mais il trouve plus simple, plus commode de donner l'ipéca, et cela lorsqu'il reconnaît une page avant l'innocuité du tartre stibié.....

Dans ces dernières années, M. le D<r> Fonssagrives, professeur à l'école de Brest, a publié dans le *Bulletin général de thérapeutique* son mode d'emploi du tartre stibié contre la pneumonite tuberculeuse.

C'est à dose rasorienne qu'il donne ce médicament, et surtout dans la phthisie à marche fébrile. Sous cette dénomination le maître entend la phthisie arrivée au premier temps du ramollissement. Bien que ce soit principalement à cette époque qu'il prescrit l'usage journalier de l'émétique, il ne le rejette pas dans les autres périodes de la maladie.

Son but est d'enlever le mouvement fébrile, qui a lieu le soir le plus souvent, de permettre l'élimination de la matière tuberculeuse ramollie, puis la cicatrisation des cavernes, tout en empêchant le dépôt de nouveaux produits morbides et en évitant autant que possible toute perturbation digestive et surtout les vomissements.

Pour cela il faut administrer l'émétique avec les précautions propres à amener presque d'emblée la tolérance.

On obtient généralement ce résultat, en donnant classiquement de 0 10 centigr. à 0,20 centigr. de tartre stibié dans une potion faite

---

(1) *Traité des maladies chroniques,* p. 214; Paris, 1852.

avec de l'eau distillée aromatique et une préparation opiacée; cependant il a paru préférable, au professeur de Brest, de remplacer l'eau distillée aromatique par une macération amère de quassia amara, surtout chez les sujets dont l'estomac et l'appétit ont besoin d'un stimulant.

Si l'état du cœur du sujet tuberculeux est très-excitable, et que ses battements énergiques fassent pressentir l'imminence d'une hémoptysie, il ajoute à sa potion un peu de digitale, soit sous forme de teinture alcoolique, soit sous forme de dissolution de digitaline. C'est ainsi qu'il arrive à poser les formules des trois potions suivantes :

1° Pour un sujet tuberculeux chez lequel l'estomac et le cœur sont encore en bon état :

Tartre stibié...............	0,20 centigr.
Sirop diacode...............	15 grammes.
Eau distillée de laurier-cerise...	2 —
Sirop de fleurs d'oranger.......	15 —
Eau.......................	120

M. a.

2° Pour les sujets chez lesquels l'estomac a besoin d'un stimulant :

Tartre stibié...............	0, 20 centigr.
Sirop diacode............... }	15 grammes.
Sirop de gentiane........... }	
Macération de quassia amara...	1 —
Eau.......................	120 —

M. a.

3° Enfin pour les sujets chez lesquels le cœur est atteint :

Tartre stibié...............	0,20 centigr.
Sirop diacode...............	15 grammes.
Granule de digitaline.........	n° 2.
Faire dissoudre dans l'eau......	120 grammes.

Rarement le D‍ʳ Fonssagrives a dépassé la dose de 0,30 centigr. d'émétique par jour, car avec 0,20 centigr. on obtient l'effet de sédation circulatoire et respiratoire que l'on recherche, et qui pourtant ne peut impressionner très-profondément l'économie. Puis, quand la fièvre est définitivement arrêtée, il fait prendre une de ses potions, suivant le cas, en deux jours, ce qui ne porte plus la dose de l'émétique qu'à 0,10 centigr.

L'opium, que pour notre compte nous proscrivons d'une manière générale de la médication antituberculeuse, doit pourtant être conservé ici; car, comme le fait remarquer le docteur de Brest, il prévient et la révolte gastro-intestinale des premiers jours, et la répugnance nauséeuse que le tartre stibié seul produirait presque à coup sûr. C'est par sa vieille action corrective que l'opium agit ici, et c'est elle qui fait tolérer chez les malades aussi bien l'émétique que le fer, le mercure et l'arsenic; de plus, il empêche la diarrhée qui pourrait s'établir, et souvent l'on remarque de la constipation. Ce phénomène, il est vrai, peut bien être dû à l'action antipéristaltique sourde que produit le médicament ingéré à doses prolongées. Quoi qu'il en soit, la dose d'opium contenue dans 15 grammes de sirop diacode est tellement minime, que nous devons nous relâcher de notre rigueur habituelle envers lui, quand cela ne serait que pour confirmer la règle, par l'exception que nous établissons maintenant. Nous dirons pourtant que, suivant nous, il vaudrait mieux remplacer le sirop diacode par le sirop simple, et ajouter un peu d'extrait gommeux d'opium dans la potion; de cette façon, on serait plus certain de la dose employée, chose qui ne peut avoir lieu avec l'usage du sirop diacode, dont la base est inconstante, comme chacun sait.

Passons maintenant à la manière dont M. le D‍ʳ Fonssagrives administre la potion émétisée dont il a fait choix, car son traitement est un de ceux, trop rares malheureusement, où chaque chose est bien indiquée.

« La potion, dit-il, est donnée par cuillerée à bouche, d'heure en heure, si les phénomènes qui précèdent l'assuétude ne sont pas trop violents, ou de deux heures en deux heures dans le cas contraire; mais il vaut mieux presser un peu activement les doses au début, pour conquérir rapidement la tolérance, que de compromettre celle-ci par des ménagements intempestifs.

« Les premiers jours, il faut cesser la potion une heure avant l'administration des aliments légers dont se composent les repas, et ne la reprendre qu'une heure après. »

Ici nous avons besoin de bien nous entendre sur ces aliments légers, car un peu plus loin, dans son travail, M. Fonssagrives règle ainsi l'alimentation :

« Le premier jour, des bouillons de viande doivent être seuls permis. »

Au reste, les malades, ce jour-là, n'ont pas un appétit terrible.

« Le deuxième jour, deux potages sont permis;

« Le troisième jour, on en donne trois, et on en augmente la quantité et la succulence;

« Le quatrième jour, on y joint des aliments légers (œufs, crèmes, poissons);

« Le cinquième jour, on permet la viande rôtie en petite quantité, et le plus généralement, à la fin de la première semaine, le malade peut se nourrir sans tenir compte de la médication énergique à laquelle il est soumis. »

• Ceci réglé, arrivons à l'administration du remède pendant la nuit. On devra respecter autant que possible le sommeil du malade, sachant que la prise de deux ou trois cuillerées de la potion entre le soir et le matin suffit pour ne pas compromettre la tolérance, qui, même dans certains cas, n'est pas interrompue par la cessation du médicament même pendant une nuit entière. Pour notre compte, sachant très-bien que le sommeil des tuberculeux n'est pas très-lourd et non interrompu, nous engagerons toujours à continuer la potion lors de chaque réveil, s'ils ne sont pas trop rapprochés toutefois.

On devra faire gargariser le malade après l'administration de chaque cuillerée de médicament, afin d'éviter la production de pustules stibiées dans la gorge. En prenant cette précaution, le professeur de Brest a fait prendre jusqu'à 90 potions sans avoir la moindre éruption; c'est donc là un soin hygiénique qu'il faudra bien se garder de négliger. Nous noterons encore, parmi les précautions à prendre, que le premier jour de l'administration de la potion émétisée on devra recommander l'alitement, et le continuer souvent le deuxième jour; ensuite, si le temps le permet, on conseillera l'exercice modéré au grand air, moyen qui favorise l'appétit et dispose au sommeil. Si l'appétit manque, il ne faudra pas hésiter à recourir soit à la potion stibiée à véhicule amer, soit à des apéritifs spéciaux administrés quelques instants avant les repas.

Sur ce dernier point, le vin de quinquina nous semble ici devenir un excellent adjuvant.

Les aliments seront pris parmi ceux qui ont une plus grande puissance nutritive sous un petit volume, et on pourra les arroser de vin de Bordeaux coupé d'eau ou d'une infusion froide de houblon, qui, à cause de son principe amer, serait préférable.

En admettant que les malades se soumettent strictement à ces prescriptions pendant deux mois et demi ou trois mois (chose qui malheureusement n'arrivera pas assez souvent, car, il faut bien le reconnaître, rien n'est plus indocile à suivre un traitement que le malade qui peut encore vaquer à demi à ses occupations); en admettant, disons-nous, que les malades se soumettent, qu'arrivera-t-il?

Voici en résumé ce que nous apprend le travail de M. Fonssagrives: «La tolérance s'obtiendra le plus souvent d'emblée; mais nous devons être prévenu que parfois aussi elle s'achètera par quelques vomissements, des selles diarrhéiques et des nausées, accidents qui, le plus souvent aussi, ne dépasseront pas le premier jour. »

A ce propos, nous nous permettrons une question. Lorsque nous aurons affaire à un malade d'une sensibilité telle, qu'une ou deux pastilles d'ipéca suffisent pour provoquer l'évacuation des matières contenues dans l'estomac, sera-t-on obligé de porter la dose du

tartre stibié à 0,20 ou 0,30 centigr. ? Chez ces individus, ne pourra-
t-on pas arriver à un résultat identique à celui que l'on obtiendrait
chez un malade plus tolérant quant à l'émétique, en employant des
doses moindres de ce médicament?

Si nous nous en tenons au dire du maître, la seule mesure à con-
sulter pour la dose de tartre stibié est l'état fébrile ; s'il baisse,
baissons la dose; s'il s'élève, élevons-la. Pourtant, théoriquement
parlant, nous serions tout disposé à croire que, si un médicament
qui a besoin d'égaler 10 pour produire un phénomène chez Pierre,
n'a besoin que d'égaler 1 pour produire le même phénomène chez
Paul, ce médicament devra conserver la même relation pour produire un autre phénomène chez ces deux mêmes organisations. Ne
pouvant juger entièrement cette importante lacune, nous nous con-
tentons d'y arrêter notre attention pour essayer de l'éclairer plus
tard.

Continuons l'analyse commencée.

«La tolérance, une fois établie, ne se dément généralement plus.

«La diarrhée est d'une rareté extrême.

«Souvent l'inappétence, due à la fois à la persistance de la fièvre
et au passage incessant sur la muqueuse buccale des crachats purulents, visqueux et même fétides; entretenue par l'insomnie provo-
quée par la toux, cette inappétence se dissipe parfois dès les premiers jours, et les malades arrivent à réclamer avec énergie une
augmentation dans la quantité d'aliments qui leur est permise.

«La fièvre tombe assez rapidement : les exacerbations vespérales
sont surtout modifiées, et quelquefois disparaissent complétement. »

Ici se présente une petite pierre d'achoppement.

«Quand, au bout de quelques jours, elles s'accusent encore,
quelque atténuées qu'elles soient, je n'hésite pas à donner quelques doses de sulfate de quinine, dit M. Fonssagrives. »

Mais on nous a dit que c'est le degré fébrile qui sert à doser la
quantité de tartre stibié que l'on doit donner : pourquoi, dans ce

cas, ne pas en augmenter la dose? C'est ce que ne dit pas le travail que nous analysons dans ce moment. Ne pourrions-nous pas croire alors avec Gunther, qu'il y a des cas où l'on peut guérir la pneumonite tuberculeuse avec des doses de sulfate de quinine? Il n'y aurait que substitution de médicament. Cependant nous ne le croyons pas, nous pensons plutôt que M. Fonssagrives a pu avoir affaire à des tubercules compliqués de fièvres intermittentes, ou bien qu'il a eu peur d'élever son médicament trop haut.

Quoi qu'il en soit, on constate encore que :

« La chute de la chaleur et de l'aridité de la peau est un effet plus prompt et plus constant que la diminution des pulsations.

« Chez quelques malades, la suspension de la potion provoque un mouvement fébrile très-réel; mais d'ordinaire ce mouvement tombe de lui-même.

« La fréquence de la respiration diminue d'une manière sensible.

« Les sueurs diminuent. »

Somme toute, il y a :

« Chute de la fièvre ; diminution de la respiration; diminution de la congestion morbide, qui se fait dans les vésicules qui se trouvent autour des tubercules; facilité de l'expectoration. Celle-ci n'est pas modifiée en ce qui concerne les crachats provenant de la substance même des tubercules ramollis; mais la sécrétion sans cesse renouvelée, fournie par cette espèce de membrane pyogénique qui tapisse les cavernes, le muco-pus versé par la muqueuse des tuyaux bronchiques avoisinant les cavités du parenchyme pulmonaire, diminuent d'une manière on ne peut plus sensible, et, au bout d'un certain tèmps, le travail de destruction progressive du poumon étant arrêté, l'expectoration se supprime d'elle-même. »

Voici quelques derniers mots qui sont bien séduisants, mais il va encore falloir reconnaître que nous ne devons pas y attacher l'idée qui naît primitivement, c'est-à-dire que l'expectoration cessant d'elle-même, la maladie doit être guérie, et que partant il y a un remède contre la tuberculisation pulmonaire, et que ce remède est

le tartre stibié. Non, tout ne se passe pas de cette façon, et M. Fonssagrives lui-même nous l'apprend, lorsqu'il nous dit que l'émétique
ne lui semble *ralentir* ou *arrêter* la marche du ramollissement tuberculeux qu'en éteignant ces myriades de pneumonies lobulaires
qui entourent les produits de la tuberculose isolés ou agminés. C'est
donc à l'inflammation qu'engendre la présence des tubercules que
le médicament s'attaque; c'est elle qu'il détruit, c'est sa fièvre qu'il
anéantit.

C'est bien là, selon nous, le vrai mode d'action du tartre stibié;
il s'attaque à toute inflammation qui tend à se produire, et, dans
la pneumonite tuberculeuse en particulier, il arrête la bronchite intercurrente, et fait mieux que de changer une maladie aiguë en une
chronique, comme conseillait de le faire Bordeu, car il isole les produits morbides, les empêche de prendre de l'accroissement, en re-
tarde l'évolution, de façon à ménager assez de forces à l'économie
pour le moment de l'élimination, et finit par en faire une lésion
organique analogue au cancer qui se développe longuement sans
compromettre la vie de prime abord.

En employant l'émétique, on arrive donc à se créer un état que la
nature nous refusait; on parvient à placer son malade dans des conditions telles, que l'on pourra sans inconvénients tenter l'usage des
autres remèdes capables de faire disparaître les tubercules, et les employer pendant assez de temps, pour en espérer de bons résultats.

Du reste, nous ne croyons pas que l'action du tartre stibié s'arrête
purement et simplement à l'inflammation; il y a en lui des éléments tels, qu'il agit d'une façon plus générale, et, sous son influence
seule, nous croyons bien certainement que des affections tuberculeuses peuvent se guérir radicalement. Ses effets physiologiques, ralentissement de la respiration, diminution de la chaleur à la peau,
résolutions musculaires, sont là pour corroborer notre opinion à
son sujet.

Il est cependant quelques contre-indications à l'emploi de l'émétique dans la tuberculose; c'est lorsque apparaît du muguet sur la

langue, signe précurseur de l'agonie, qu'il faut renoncer à cette médication qui ne pourrait que hâter l'heure fatale. L'état lisse et dépourvu d'épithélium de la langue, la sensibilité épigastrique, la diarrhée, indice d'un ramollissement pulpeux de la muqueuse gastro-intestinale, en un mot tous les phénomènes de la période ultime de la tuberculisation pulmonaire, doivent faire rejeter le tartre stibié : et si nous disons période ultime, c'est pour ne pas faire confondre une légère diarrhée des premiers temps de la maladie, ou une de celles survenues sous l'influence même du médicament, avec la colliquation dont nous venons de parler quelques lignes plus haut, et afin que l'on sache que, même au commencement du dernier degré de la maladie, on peut encore avoir une lueur d'espérance en donnant l'émétique à haute dose.

Selon nous, toutes les fois que la pneumonite tuberculeuse prendra une forme fébrile, il faudra recourir au tartre stibié, même en dehors de ce temps où les tubercules passent de l'état de crudité à celui de ramollissement, moment où son indication serait surtout indiquée d'après le docteur de Brest.

Les bronchites qui préludent à l'éclosion des tubercules pulmonaires seront également traitées avec avantage par la méthode stibiée, parce que l'on empêchera ainsi la formation de petites pneumonies partielles qui prépareraient un terrain propre à la culture des tubercules.

La complication d'une laryngite dite *tuberculeuse* n'a pas paru une contre-indication à M. Fonssagrives. Nous n'avons rien à dire sur ce sujet, n'ayant jamais vu administrer l'émétique dans un cas semblable, mais nous sommes disposé à croire que son action ne peut être qu'utile, en enlevant là comme dans tout autre endroit l'élément inflammatoire qui ne peut que compliquer la maladie.

Le tartre stibié, considéré comme le meilleur adjuvant (car c'est sous ce simple titre qu'on l'a employé jusqu'à ce jour) que l'on puisse donner à la médication antituberculeuse, a été donné également pour arrêter la marche de la méningite tuberculeuse. Au dire de Bayle, Laënnec aurait obtenu trois cas de guérisons avec ce médicament qu'il prescrivait à la dose de 0,15 à 0,20 centigr. chez les enfants, et de 0,30 à 0,40 chez les adultes. Nous savons bien que l'on peut objecter à ces faits que les observations sont bien peu concluantes, que rien ne prouve la présence du tubercule dans ces cas, qu'il pouvait fort bien n'y avoir qu'une méningite simple. Nous admettrons ces objections, auxquelles pourtant on pourrait opposer des observations plus détaillées, et qui se trouvent répandues çà et là dans les journaux de médecine, mais nous les admettrons, disons-nous, ne fût-ce que pour constater une fois de plus l'heureuse influence que l'émétique a sur l'état inflammatoire. Théoriquement, du reste, tout nous porte à admettre que le tartre stibié à haute dose doit avoir une heureuse action dans l'affection tuberculeuse des méninges. S'il y a inflammation, l'émétique la réduit à zéro; l'inflammation disparue, il reste des tubercules que l'on pourrait dire microscopiques. Or, si nous empêchons l'économie de les accroître, si nous enlevons au sol qui les porte la possibilité de les nourrir, ils doivent infailliblement mourir, et la mort pour eux c'est la résorption.

D'après tout ce que nous avons dit dans ce paragraphe, nous voyons que le tartre stibié est un médicament, qui a le plus souvent donné de brillants résultats dans les affections propres à la tuberculose, et dans toutes les formes de cette maladie où on l'a essayé. Nous en concluerons que l'émétique doit être mis en première ligne pour combattre toutes les manifestations de la tuberculose, et que ce n'est qu'avec son aide que l'on parviendra à pouvoir se servir utilement de quelque autre agent thérapeutique, approprié à la forme particulière de tuberculisation que l'on aura à guérir.

§ II. *Chlorure de sodium.* — Malgré son importance thérapeutique, le sel marin avait été un peu mis de côté par les cliniciens : et cependant, depuis Hippocrate jusqu'à nous, on trouve de temps à autre des louanges envoyées à son adresse.

L'eau salée, dit Hippocrate (1), arrête et adoucit les ulcères rongeants. Aretée (2) partage, dans les restes de son chapitre sur le traitement des phthisies, la bonne opinion que le père de la médecine avait du chlorure de sodium, et conséquent avec lui-même, reconnaît que la respiration de l'air maritime doit avoir une heureuse influence sur les ulcères du poumon.

Pline nous apprend que le sel était employé en médecine même avant lui, mais qu'à cette époque c'était surtout comme purgatif et vomitif à l'intérieur, et comme fortifiant à l'extérieur, que l'on employait l'eau de mer, ou à son défaut, seulement une solution de sel dans l'eau.

Il est probable que c'est la pratique de son siècle qui l'inspirait, lorsqu'il conseille aux phthisiques les voyages sur mer et dit (3) : «Præterea est alius usus multiplex, principalis vero navigandi «phthisi adfectis, aut sanguinem exscreantibus.» Ainsi pour lui l'hémoptysie n'est pas une contre-indication à l'exhalation des vapeurs salées. Il attribue une grande influence aux vomissements que provoque le roulis.

Au surplus, de son temps les médecins pensaient que l'eau de mer résolvait infailliblement les tumeurs.

Bien que cette pensée fût trop générale, il y a du vrai sous son enveloppe, et nous croyons aussi que l'on doit obtenir des résultats beaucoup plus satisfaisants en donnant l'eau de mer en nature, qu'en faisant prendre à son malade une solution de chlorure de sodium.

Celse (4) recommande aussi la navigation aux phthisiques : *Opus est, si vires patiuntur, longa navigatione.....* Ce qui revient assez à

---

(1) Liber *de Liquidorum usu*.

(2) Areteus, lib. I, cap. 8, *de Phthisis curatione*, trad. de Junio, Paulo, Crasso; 1554.

(3) Pline l'Historien, liv. XXXI.

(4) *De Re medica,* lib. III, cap. 22.

ordonner les voyages maritimes au temps de l'hémoptysie, comme le disait Pline, car alors *vires patiuntur*.

L'école de Salerne, sans nous parler des voyages sur mer, nous enseigne que le sel marin n'est pas sans vertu pour combattre la pneumonite tuberculeuse, elle dit :

> Hanc ethico curam super omne sciat valituram,
> Lac, sal, mel junge, bibat contra consumptus abunde
> Lac nutrit, sal traducit, lac melle liquesit,
> Lac sit caprinum, melius tamen est asininum (1).

Cœlius Aurelianus (2) s'exprime en ces termes sur la navigation : «Et propterea vehementer utilis navalis gestatio, atque longa *navi-gatio, lectis,* vocis exercitatio et omne quod dare corpori fortitudi-«nem potest. » Et Boerhaave (3) n'a pas non plus oublié les voyages maritimes, lorsqu'il parle des moyens de rompre les abcès formés dans les poumons et de les déterger lorsqu'ils sont ouverts.

Frédéric Hoffmann (4) loue beaucoup l'usage du sel marin chez l'homme, mais, comme bien d'autres, il ne l'indique pas d'une manière spéciale dans la pneumonite tuberculeuse.

Gilchrist qui met au premier rang de la médication antituberculeuse pulmonaire les longs voyages sur mer, semble ne rien accorder à la présence continue des vapeurs salines; il attribue surtout une grande efficacité au mal de mer, et à l'état nauséeux dans lequel on reste encore longtemps après s'être accoutumé à la mer. Il partage ainsi les vues d'Oribase (5) et de Van Swieten (6). Plus près de

------

(1) *Flos medicinæ Salerni, de Morbis pectoris,* art. 7 : *Cura phthisis,* édit. du Dr Renzi ; Naples, 1859.

(2) *De Morbis acutis et chronicis, morborum chronicorum,* lib. ii, cap. 14, p. 426 ; Amstelodami.

(3) *Boerrhaavii aphorism.,* § 857, 858.

(4) *Opera omnia physico-medica,* t. V, cap. 9, p. 57 : Genevæ, 1740. In-folio.

(5) *Medicinalium collectorum,* lib. vi, cap. 23, trad. latine de Rassario ; Paris, 1555.

(6) *Comment. in Boerrhaavii aphorism.,* t. I, p. 34.

nous, Brieude (1) nous rapporte que Bertrand, médecin de Marseille, guérissait beaucoup de malades phthisiques, en leur faisant faire des voyages de long cours. Son contemporain Demalet, qui ne voit aussi que l'effet nauséeux dans cette médication, la repousse de tout son pouvoir comme étant trop fatigante ; ce qui n'empêche pas Portal de la conseiller comme très-salutaire.

Enfin Laënnec, en attribuant à la présence du sel marin dans l'air, les heureux effets que l'on obtenait chez les tuberculeux, en lés logeant sur les bords de la mer; et Pinel, en constatant la vertu de l'eau de mer prise par verre à l'intérieur, ont rétabli la question sur son vrai terrain, et démontré que tous les résultats obtenus, par les voyages et les habitations maritimes, n'étaient dus en grande partie qu'au chlorure de sodium absorbé pendant longtemps. Bientôt le Dr Gouzée (2) constata que le sel marin est fébrifuge, légèrement, il est vrai, mais pourtant assez pour que l'on puisse constater cette action.

En 1837, la presse médicale commença à faire connaître les résultats que M. le Dr Amédée Latour obtenait, en donnant aux phthisiques des doses plus ou moins fortes de sel marin. L'année suivante, le Dr Charles Dujat (3) approuva les voyages sur mer, mais ne les regarda pas comme la base d'un traitement spécial ; il n'y voit qu'une manière de voyager sans trop de fatigues, après avoir subi le mal de mer des premiers jours, manière moins irritable que les voyages terrestres, et qui permet de gagner des régions tempérées. Puis, sous le titre de *Traité préservatif et curatif de la phthisie* (4), on vit apparaître un petit roman qui voulut se poser comme

---

(1) *Loc. cit.*, p. 226.
(2) *Gazette médicale*, 1836, p. 233.
(3) *Gazette médicale*, 3 février 1838.
(4) Amédé Latour, *Traité préservatif et curatif de la phthisie* ; Paris, 1840. Brochure in-8°.

base, mais qui n'était que l'arrangement coquet d'idées et de pratiques déjà admises dans le monde médical.

Dans cette brochure, M. Amédé Latour, qui découvrit la spécificité du chlorure de sodium contre la phthisie, à l'ombre des grands arbres de l'avenue de Neuilly, institue un traitement de la pneumonite tuberculeuse de la manière suivante : on fait prendre au malade, le matin, ou matin et soir, une tasse de bouillon, renfermant en solution 4 grammes de sel marin. S'il y a un dégoût trop grand, on peut donner ce médicament dans du pain enchanté. Comme tisane on prescrit une infusion de carotte.

Pourquoi ce traitement? Parce que les acrobates, jongleurs et bohémiens, guérissent, avec le sel marin et la carotte, la toux de leurs singes.

La science a le droit incontestable de prendre partout les éléments qui lui manquent, de les déterrer même entre les mains des bohémiens et à l'ombre de grands arbres; mais pourquoi se donner tant de mal, pourquoi attendre un cas fortuit quand les anciens nous ont tracé la route? Si M. Amédé Latour avait lu *l'École de Salerne*, peut-être y eût-il vu l'usage du sel marin dans la phthisie; s'il avait feuilleté Pinel, il eût remarqué l'eau de mer donnée par verres pour combattre les tubercules pulmonaires; s'il eût ouvert Laënnec, il aurait pu voir que cet auteur croyait que le sel marin, tenu en suspension dans l'atmosphère maritime, était seul cause des guérisons que l'on obtenait avec les voyages au long cours. Enfin Macbride, traduit par Petit-Radel, parle également de l'emploi de l'eau de mer dans la pneumonite tuberculeuse. Assurément l'opinion d'hommes sérieux vaut bien, sinon mieux, que celle d'un acrobate, et il ne fallait pas sortir de sa bibliothèque pour savoir que le chlorure de sodium a une action remarquable sur le développement des tubercules, nous dirons plus, car nous pensons qu'il n'est pas permis à un homme qui dit s'adonner à certaines recherches d'ignorer des faits aussi authentiques.

Mais, nous dira-t-on, le sel marin ne fait pas toute la base du traitement de M. Amédé Latour; il y a encore l'infusion de carotte. C'est vrai; nous avons donc cherché s'il n'y avait pas là aussi un oubli des anciens, et nous avons vu que l'auteur du petit roman cité avait oublié qu'un médecin allemand, Margraff (1), a retiré de la racine de carotte sauvage un suc qui, réduit sous forme d'extrait, est employé dans le nord de l'Europe pour combattre la phthisie. A vrai dire, on n'est pas obligé de connaître tous les auteurs, et surtout les auteurs étrangers; malheureusement Delacroix (2) cite en France et en français un cas de guérison obtenu avec le sirop d'extrait de carotte, et lui, pas plus que l'auteur allemand, n'a versé ses lumières sur le siècle nouveau. Pourtant ces deux hommes avaient bien droit à un peu de considération; quand ils ont prescrit les préparations d'extrait de suc de carotte, c'est la carotte sauvage, qui avait servi de base aux médicaments, c'est la réflexion, c'est la connaissance des propriétés des plantes qui les avait conduits à cette pratique, tandis que M. Amédé Latour prescrit la carotte ordinaire; l'acrobate employait celle-là; pourquoi? parce que sans doute on lui avait dit que la carotte était bonne pour guérir ses singes. Le docteur fit de même, sans songer qu'entre lui et l'acrobate, il devait y avoir la science pour apprendre que la carotte ordinaire est émolliente, tandis que la carotte sauvage est adoucissante et détersive (3) tout à la fois.

Quoi qu'il en soit, le sel marin passa à l'ordre du jour, on essaya de bien des côtés, mais les observateurs, et M. Louis entre autres, prétendirent n'avoir eu aucune amélioration sous son influence. Les expériences étaient-elles faites dans de bonnes conditions? Évidemment non, puisque l'on agissait sur des malades agglomérés dans

---

(1) *Mém. de l'Acad. des sciences de Berlin,* 1747, p. 89. In-4°.

(2) *Gazette de santé,* p. 46, 47, année 1788.

(3) Murray, *Apparatus medicaminum,* t. I, p. 403 ; Goettingæ, 1793.

les hôpitaux , et peut-être aussi y a-t-il eu un parti pris qui faisait
rater tous les succès que l'on aurait pu obtenir, c'est du moins ce
qui a été dit et ce que l'on est tenté de croire, lorsqu'à côté des insuccès notés d'un côté, on trouve des autorités comme celle de M. le
Dr Lediberder qui annoncent des réussites dans plusieurs cas. Pour
notre compte, nous avons vu le sel marin produire des améliorations
très-marquées, et déterminer surtout de l'embonpoint chez des sujets
déjà bien affaiblis. Nous croyons que l'on doit attendre de bons effets
de ce remède administré d'une façon convenable. Pourtant le chlorure de sodium donné en solution a été abandonné. Le Dr Becker,
de Moscou (1), a rapporté en dernier lieu deux cas de pneumonite
tuberculeuse, où la guérison serait survenue sous l'influence d'une
respiration permanente faite dans une atmosphère de vapeur d'eau
chargée de sel marin et de sel ammoniac, et le silence s'est rétabli
sur le chlorure sodique.

Dans ces dernières années, l'influence de l'air marin est revenue en
question. M. le Dr P. Garnier, dans son mémoire sur l'influence de
cet air sur la marche de la phthisie (2), établit que la mortalité des
tuberculeux dans les hôpitaux de Toulon, Brest, Rochefort, Cherbourg et Lorient, pendant un espace de quatorzea ns, n'offre pas
les résultats sur lesquels on aurait pu compter. Sur 8,997 décès, il
y a 847 cas de pneumonite tuberculeuse, ce qui fait un peu moins
du dixième, chiffre qui diffère des résultats de Bayle et de J. Clark,
qui trouvaient 1 cinquième et même 1 tiers. Seulement, en ana-
lysant les résultats statistiques, on trouve qu'à Toulon la mortalité
comme phthisique a été moins d'un vingtième, tandis qu'à Cherbourg il y avait 1 seizième, résultat en contradiction avec celui de
M. Lepecq de la Clôture, sur la rareté de la phthisie à Cherbourg.
A l'Orient, on trouve encore un chiffre plus considérable, il y a
1 tiers de décès causés par la tuberculisation pulmonaire.

---

(1) Séance de l'Acad. des sciences, 1846.
(2) Séance de l'Acad. de Médecine du 7 sept. 1858.

M. Chassinat a obtenu des résultats analogues sur les condamnés du bagne soumis constamment à l'inhalation de l'air marin. A Brest, il obtient 21 pour cent ; à Toulon, 4 et demi ; à Rochefort, 2 et demi.

Il y a donc à ajouter à l'influence préservatrice de l'atmosphère maritime, des influences particulières de travaux plus ou moins rudes faits par les sujets soumis à la statistique ; plus des différences dans la variation de température qui n'est pas égale dans chaque endroit ; enfin une foule de petites circonstances particulières qui, séparées, seraient sans effets sur la marche de la maladie, et qui réunies, sont capables d'en hâter le développement et la funeste terminaison.

Il résulte aussi des statistiques anglaises, que la phthisie est moins fréquente dans l'armée de mer que dans l'armée de terre.

Il est une objection que nous nous permettrons de faire à la statistique des hôpitaux maritimes de M. Garnier : c'est qu'il est d'usage de renvoyer en congé les malheureux qui se trouvent atteints de symptômes pulmonaires avancés : de cette façon, on les envoie mourir chez eux, et les registres de l'hôpital endossent autant de décès en moins par cause de tubercules. Du moins, c'est là un fait que nous avons constaté lorsque nous étions attaché à l'hôpital militaire de Versailles, fait que l'on nous a assuré se reproduire dans la majorité des hôpitaux de France. Par conséquent, on ne peut ajouter qu'une foi médiocre à ces statistiques, et il est permis de croire que la différence n'est pas aussi grande que l'on pourrait le penser : elle serait peut-être très-minime si l'on avait observé sur des individus de tous sexes et de toutes classes, et restant jusqu'à la terminaison de leur maladie dans le lieu où elle se serait déclarée.

Au surplus, chacun sait combien il est difficile d'établir une statistique qui ne soit pas entachée d'erreurs, aussi ne nous étendrons-nous pas davantage sur ce sujet.

M. le Dʳ Tiercelin a aussi ajouté sa pierre au monument élevé à la gloire de l'air marin. Selon lui, l'air de la mer empêcherait le développement de la phthisie. Pendant quatre ans il a voyagé sur mer sans voir cette cruelle maladie se développer à son bord ; au contraire des phthisiques avancés s'y sont guéris. Mais il faut dire que ce médecin donnait à ses malades de l'eau de goudron, de l'iodure de potassium, et de l'huile de tête de souffleur, obtenue à froid. Il regarde ces médicaments comme bien minimes à côté du mal qu'ils devaient contribuer à faire disparaître, mais nous croyons devoir leur accorder une notable valeur. Ajoutez à cela que le voyage se faisait surtout autour de tropiques, avec une douce température, et que les viandes salées étaient la nourriture habituelle des malades. On trouve donc ici la poussière d'eau salée absorbée d'un côté, le chlorure de sodium pris d'un autre avec la nourriture, des médicaments appropriés, administrés sagement, et comme complément le séjour, non pas de quelques mois, mais de quelques années, sous un climat favorable. Enfin les malades avancés de M. Tiercelin n'étaient sans doute pas arrivés au troisième degré, car M. Garnier, dans le mémoire que nous avons cité plus haut, prétend que la navigation sur mer, et surtout entre les tropiques, est dangereuse pour ce genre de malades. Est-ce la navigation sur mer qui est si nuisible ? nous ne le pensons pas ; nous croyons plutôt que c'est le séjour dans un climat trop chaud.

D'après tout ce qui précède, nous voyons que le sel marin a une action bien marquée sur l'économie animale, et surtout sur l'organisme placé sous le joug de la tuberculose. Nous avons vu en effet Hippocrate établir que l'eau salée arrête et adoucit les ulcères rongeants ; ses successeurs vanter l'inhalation de l'air marin ; Pinel, Laënnec, reconnaître la vertu de l'eau de mer ; et un grand nombre d'auteurs se rallier à ces idées. Pour notre part, nous croyons à l'action salutaire du chlorure de sodium ; aussi sommes-nous d'avis de le faire prendre dans toutes les manifestations de la tuberculose.

Le sel marin, mis en contact avec du sang veineux, rend ce sang rutilant, et cela plus rapidement que si l'on exécutait ce changement avec l'oxygène. Ce phénomène, du reste, se manifeste également si, au lieu de chlorhydrate de soude, on emploie le phosphate ou le sulfate; la soude agit donc ici d'une façon spéciale, qui se décèle encore par l'action des eaux minérales chlorurées sodiques. De plus, le sel marin excite l'appétit, et contribue à l'engraissement, comme le savent très-bien les éleveurs de bestiaux. Quand cette dernière action serait le seul effet que l'on pût retirer de l'usage de ce genre de médicament, nous croyons qu'il serait bon d'en user, pour redonner à l'organisme une tonicité qui lui manque. Donné sagement, le sel marin entretient la liberté du ventre, et en opérant. sur la masse sanguine, contribue à la calorification. Or nous ne devons pas oublier qu'il a été dit que, pour bien se porter, il faut avoir les pieds chauds, la tête fraîche et le ventre libre; et, bien que ce précepte soit un peu du domaine des bonnes femmes, il renferme néanmoins un bon conseil hygiénique. Ainsi donc nous conserverons le sel marin dans le traitement de la tuberculose; seulement à la solution artificielle nous préférerons la solution naturelle, c'est-à-dire l'eau de mer, qui, outre le sel, contient en solution l'iode, le brome, etc., corps qui sont d'une action thérapeutique certaine dans la maladie qui nous occupe, et qui, pris en si petite quantité, seront moins aptes à produire les effets d'irritation que l'on est en droit de leur reprocher trop souvent. Lorsque le malade ne pourra être soumis à l'action du sel marin en solution naturelle, nous emploierons la solution artificielle, et, dans ce cas, la dose indiquée par M. le Dr Amédé Latour nous semble très-convenable, et facile à faire tolérer. Au surplus on devra agir avec l'eau de mer, ou la solution artificielle de chlorure de sodium, comme si l'on employait une eau minérale quelconque, c'est-à-dire avec prudence, et en tâtant la susceptibilité de son malade.

Quant aux voyages maritimes, à l'habitation sur les bords de la mer, nous sommes bien obligé, tout en reconnaissant leur valeur, d'y trouver quelques inconvénients. Avec toute la meilleure volonté possible, il y a des positions sociales auxquelles ce traitement ne peut s'appliquer, et parfois des états moraux qui ne pourraient la supporter.

Que le malade riche se livre à la navigation, nous n'y voyons que plus de sécurité pour la réussite du traitement formulé ; mais le sujet pauvre sera toujours privé de cette ressource ; souvent même les riches ne voudront pas s'astreindre à ce genre de médication, qui va les priver pendant longtemps des relations de famille et de l'air natal, indispensable à leur existence ; car, il faut bien y songer, pour que la navigation produise ses heureux résultats, il faut qu'elle se fasse pendant des années, et non pendant quelques mois ; de plus, si elle a lieu autour des tropiques, nous croyons qu'il n'est pas prudent au malade qui s'y est soumis de venir se réinstaller dans nos climats ; nous appuyant, pour consolider cette opinion, sur ce qui arrive aux habitants du Sud qui viennent habiter le Nord, où la phthisie vient les atteindre.

Nous avons déjà dit que nous ne partagions pas l'opinion de ceux qui croient le séjour sur mer funeste aux tuberculeux arrivés au troisième degré. Dans cette période de la pneumonite tuberculeuse, on ne peut en effet se refuser à admettre l'existence d'ulcères dans les poumons ; donc, dans ces cas, la respiration des vapeurs qui se trouvent à la surface de la mer doit être favorable, de même que des lotions faites avec de l'eau légèrement salée produiront de bons effets sur les ulcères scrofuleux. Ce qui est surtout bon, dans l'application de l'eau salée par la respiration maritime, c'est cette perpétuelle médication qui ne cesse même pas lorsque le navire entre au port ; car, dans ce cas, le malade reste encore sur le littoral. C'est cette influence de tous les moments, vers laquelle on doit tourner son attention. Nous sommes même disposé à croire qu'il ne serait pas nécessaire de faire des voyages excessivement longs pour obtenir du mieux. Nous pensons que celui qui, chaque jour, naviguerait le long des côtes, pendant dix ou douze heures, remplacerait ainsi un voyage au long cours ; on obtiendrait de cette façon l'avantage de ne pas séparer le malade de sa famille pendant des années, et de lúi permettre de se fixer dans le pays, lorsque sa maladie serait guérie. Le mauvais temps seul le ramènerait au port pour quelques jours, et encore, ces jours-là, pourrait-il les passer sur la jetée, au milieu des émanations de la mer.

§ III. *Phosphore, hypophosphites.* — Les médecins font rarement usage du phosphore ou de ses composés, parce que leur administration est accompagnée de beaucoup de danger, et surtout parce qu'ils ne sont pas regardés comme des médicaments bien utiles; toutefois il paraîtrait que, dans certains cas, on aurait obtenu des succès soit avec le phosphore pur, soit avec un sel de ce corps.

Pinel (1) nous enseigne que, dans le vice scrofuleux, l'acide phosphorique diminue dans les urines; que, pendant la durée des ulcères scrofuleux, le phosphate calcaire au contraire est fort augmenté dans la sécrétion rénale ; que ce phosphate se retrouve aussi parfois dans les glandes lymphatiques, dans le parenchyme des viscères, ou même dans le *canal thoracique.* D'après ces faits, on est tout disposé à croire, avec Pinel, que l'acide phosphorique est trop abondamment développé dans l'économie, sous l'influence du vice tuberculeux, et que, partant, il se jette sur toutes les bases, pour se détruire, et renaître sous un autre état, les phosphates. Par conséquent, il faut éviter avec soin de faire prendre à ses malades des corps qui pourraient augmenter encore la sécrétion d'acide phosphorique.

M. le Dr Turck (2) dit bien que le phosphore pouvait avoir quelque utilité pour combattre la pneumonite tuberculeuse; mais son dire est passé légèrement sur la science. Avant lui déjà le Dr Beneke, médecin allemand, avait proposé le phosphate de chaux pour combattre la tuberculisation pulmonaire. Quelques praticiens ont suivi cette voie. parce qu'il y a une certaine liaison entre le rachitisme et

---

(1) *Nosographie physiologique ;* Paris, 1803. In-8°.
(2) *Revue de thérapeutique médico-chirurgicale,* 1857.

le tubercule, et que le phosphate acide de chaux compte quelques succès dans la première de ces affections; mais, devant la nullité de ce sel phosphorique, on a dû penser à prescrire autre chose.

Dans une autre forme de la tuberculose, qui porte le nom de . *méningite tuberculeuse,* M. Coindet a proposé l'usage du phosphore en nature; il donne à son sujet la préparation suivante:

℞ Phosphore. ....,..   0,10 centigr.
Huile d'amandes douces.....   30   gram.

à prendre par cuillerées à café, dans les vingt-quatre heures; préparation dont il a administré jusqu'à 48 grammes. Naturellement M. Coindet a noté des succès; mais MM. Bricheteau, Rilliet et Barthez, et autres, ont regardé cette médication comme trop dangereuse, surtout en vue des effets presque négatifs qu'elle produit, d'après MM. Rilliet et Barthez.

En retournant l'opinion de Pinel, on pouvait arriver à penser que la tuberculose était produite au contraire par le manque d'acide phosphorique dans l'économie humaine; c'est ce que M. Churchill s'est chargé de faire, et nous l'avons vu, il y a quelques années, débarquer en France avec ses trop fameux hypophosphites alcalins. Est-ce une lacune que le docteur de la Havane est venu combler? Nous ne le croyons pas. L'acide phosphorique était déjà trop abondant dans l'organisme des tuberculeux, et les hypophosphites agissent surtout en s'oxydant dans le corps de l'homme, pour former des phosphates assimilables. S'il y avait lacune, cela ne pouvait être que dans la médication tuberculeuse, qui ne comptait pas encore les hypophosphites alcalins au nombre de ses médicaments usuels. Le canal thoracique, comme nous l'avons dit, est même souvent surchargé de sel calcaire; il devient donc inutile de lui en fournir de nouveaux, qui ne peuvent servir qu'à le fatiguer, et à détruire d'autant les forces générales.

Bref, un beau jour M. Churchill est arrivé d'Amérique en se disant porteur du remède antituberculeux par excellence; les murs de Paris se sont couverts d'affiches pour annoncer la vente de son livre, et les désespérés sont allés frapper à sa porte.

Dans la séance de l'Académie des sciences du 31 mars 1858, M. Churchill disait :

« Je suis également en mesure d'affirmer, sauf vérification ulté-·rieure, que, contrairement aux opinions reçues, la phthisie traitée par les hypophosphites est d'un pronostic moins grave au 3e degré, qu'au 2e. »

D'une manière générale M. Churchill, ne lui en déplaise, s'est grossièrement trompé et nous répéterons, avec tous nos maîtres, que parvenue au 3e degré la tuberculisation pulmonaire laisse bien peu de chances à la guérison. Mais il y a certains cas de 3e degré, qui sont moins graves que d'autres seulement arrivés au 2e; c'est lorsque quelques rares tubercules ont suivi leur évolution sans qu'il s'en sécrétât de nouveaux : or chacun sait combien ce cas est rare.

Dans la même séance le novateur ajoutait :

« Ce n'est pas, du reste, seulement comme moyen curatif, *c'est surtout comme prophylactique que les préparations hypophosphoreuses doivent être employées.* »

C'est là où nous trouvons le fin mot : c'est surtout comme prophylactiques qu'agissent les hypophosphites, et qu'y a-t-il d'étonnant à cela? Sans avoir passé par l'Amérique, nous connaissons l'action physiologique de ces préparations, action non spéciale à ces corps, mais action nutritive, si nous pouvons nous exprimer ainsi, qu'ils partagent avec bien d'autres médicaments, tels que l'iode, l'huile de foie de morue, etc. etc.

Nous avons vu l'hypophosphite de soude employé à l'hôpital Saint-Antoine, dans le service de M. le Dr Boucher de la Ville Jossy, nous l'avons vu donné à des tuberculeux pulmonaires du 2e et du 3e degré, et les observations que nous avons recueillies nous ont toujours donné des résultats négatifs; pourtant on ne pourra pas nous objecter que l'hypophosphite employé n'était pas pur, que la plus grande partie était déjà passée à l'état de phosphate, car le

médicament qui n'existait pas alors à la pharmacie centrale des hôpitaux a été préparé par M. Fordoz, pharmacien en chef de l'hôpital, avec tout le soin désirable, et tout le zèle que l'on est capable
d'apporter à un jugement aussi important que celui de la question
tuberculeuse.

M. Churchill, dans son ouvrage, admet comme cause immédiate de
la tuberculose la diminution dans l'économie du phosphore qui s'y
trouve à l'état oxydable, et c'est en partant de ce principe qu'il arrive
à prescrire les hypophosphites de soude et de chaux qui lui semblent mieux réussir. Il en prescrit d'abord 0,50 centigr. en augmentant la dose de 0,10 centigr. chaque jour, jusqu'à ce qu'il ait atteint
1 gram. 50. Tous les quinze jours on suspend un peu le traitement
pour le reprendre ensuite, afin de s'arrêter encore, et ainsi de suite.
Au bout de quelque temps et quelquefois le premier jour, prétend
le médecin de la Havane, les malades reprennent de l'appétit ; puis
il survient un peu d'embonpoint et de forces ; à la suite de cette amélioration générale, se montre l'amélioration des voies respiratoires.
Les hémoptysies cessent, les sueurs disparaissent, il y a sentiment de
plhétore ; toutes choses que l'on trouve dans le mémoire qui a parcouru les rangs du monde parisien, mais que nous avons vu man-
quer chez les malades.

Si au moins cette médication était venue à nous sous le couvert
de la bonne foi, comme résultat de convictions, nous n'oserions pas
en blâmer l'auteur ; mais, en parcourant le livre de M. Churchill, on
trouve de ces choses qui font dresser les cheveux.

A la page 20, on lit : « Cette médication a une action immédiate
sur la diathèse tuberculeuse proprement dite, et elle fait disparaître
avec une rapidité vraiment merveilleuse, tous les symptômes qui en
sont l'expression générale. »

Peut-on avoir le courage, nous n'osons dire l'audace, de lancer
une pareille phrase à travers le monde médical, quand, quelques
pages avant, on reconnaît que sur 35 cas on n'a obtenu que 9 guérisons. Où est donc cette rapidité merveilleuse? Comment croire à

ces observations recueillies à la Havane, en voyant la mauvaise foi, le charlatanisme, qui a dicté la phrase que nous avons citée?

Nous avons essayé, avec tout le zèle que peut employer un croyant à la guérison des tubercules, le traitement de la phthisie pulmonaire par les hypophosphites donnés d'après les règles établies par M. Churchill ; nous n'avons jamais rien obtenu, et pourtant la bienveillance de notre maître M. Boucher de la Ville Jossy le faisait condescendre à tous les petits soins dont nous désirions entourer les malades. Vaine espérance, ils mouraient comme par le passé !

Du reste, le médecin américain se juge lui-même, il met son remède dans la catégorie de ceux bons à tous les maux ; il essaye de démontrer que ses hypophosphites seront bons contre les névroses (et Dieu sait s'il y en a), les paralysies, dans les convalescences languissantes, dans la période adynamique des maladies aiguës, dans la forme algide du choléra , dans la fièvre jaune, etc. (etc. est dit par M. Churchill). Il n'y a qu'un malheur ici, c'est que l'on ne pourra pas dire : si ce remède ne fait pas de bien, il ne fera pas de mal, car rien que pour son action vénéneuse, on devra agir prudemment si l'on est tenté d'essayer les hypophosphites.

Si encore nous ne trouvions pas de contradictions dans ce prospectus décoré du nom de *mémoire ;* mais, à la page 20, l'auteur dit (1) : « Lorsque le dépôt morbide, qui est à la fois le résultat spécial et le caractère pathologique de la dyscrasie, est récent, lorsque le ramollissement n'a fait que commencer, et ne s'opère pas trop rapidement, les tubercules *sont résorbés et disparaissent* sans laisser de traces nosologiques. » Puis, arrivé à la page 215, il change de ton et dit : « Quelle que soit l'influence de la médication sur la diathèse elle-même, elle ne saurait agir que d'une manière indirecte sur les effets physiques déjà produits par la dyscrasie..... un remède anti-

---

(1) *De la Cause immédiate et du traitement spécifique de la phthisie et des maladies tuberculeuses ;* Paris, 1857. In-8°.

tuberculeux, en enlevant la cause de la maladie, ne saurait détruire les désordres locaux qui en sont les effets. »

Ici les tubercules ne sont plus résorbés sous l'influence du médicament.

Que l'on s'étonne maintenant que les malades des hôpitaux aient été enlevés à M. Churchill, et que les hôpitaux de Londres ne l'aient même pas reçu !

Qu'on nous pardonne d'être entré si longuement dans un traitement qu'il eût peut être mieux valu passer sous silence, mais le public s'est tellement occupé de cette question qui l'intéresse à un si haut point, que nous n'avons pas cru devoir nous abstenir de dire ce que nous pensions sur cet abus de la confiance publique.

Avant de passer à un autre paragraphe, disons pourtant que si M. Churchill s'est trompé en offrant à la thérapeutique les hypophosphytes comme antidotes des affections tuberculeuses, du moins il a suivi la vraie voie qui doit conduire au traitement de la tuberculose ; mais dire que les hypophosphites sont les agents nécessaires pour parvenir à ce but, c'est vouloir tromper la science.

§ IV. *Digitale.* — La digitale pourprée, seule variété que l'on emploie en médecine, a été préconisée contre les formes scrofuleuses et pulmonaires de la tuberculose par les médecins anglais, qui ont beaucoup écrit sur son action dans ces cas spéciaux.

Hufeland (1), et avec lui une foule de patriciens anglais, ont prodigué des éloges à ce médicament. Pour son propre compte il la regarde comme un des médicaments les plus héroïques qui amènent la guérison radicale du vice scrofuleux, en favorisant la résorption. C'est surtout de son union aux mercuriaux que l'on retirerait le plus de bien. Malgré ces brillants antécédents, M. Guersant avoue n'avoir jamais obtenu d'avantages de l'administration de la poudre

---

(1) *Traité de la maladie scrofuleuse.*

ou de la teinture. Hufeland employait seulement la poudre et recommandait d'en donner de faibles doses afin d'éviter les accidents; il la prescrivait le plus souvent à la dose de 0,05 centig. ou 0,10 centigr. chez les adultes, et de 0,012 millig. à 0,025 millig. chez les enfants.

Rust, de son côté, l'associait à l'éponge brûlée et au fenouil pour lui voir produire de bons effets.

Avant d'être administré contre la ganglite tuberculeuse, la digitale avait été regardée comme un remède infaillible contre la pneumonite de même nature. Darwin, Thomas, Drake, Fowler, et surtout Beddoës, la plaçaient au premier rang. Ce dernier auteur affirmait qu'elle réussissait au moins trois fois sur cinq.

Bayle (1) rapporte plusieurs observations en sa faveur.

Magennis (2), médecin anglais, prétend aussi avoir guéri la phthisie avec ce genre de plante. Il donnait d'abord 20 ou 30 gouttes de teinture par jour dans une potion ordinaire, et augmentait de 10 gouttes par 24 heures jusqu'à 200 et même 300 gouttes, à moins qu'avant d'en arriver là , il ne survînt quelque accident.

Sa teinture était ainsi composée :

Digitale. .... 4 onces = 120 grammes.
Alcool........ 6 ½   = 200   —

D'autres médecins ont suivi les traces de Magennis ; M. Meyer faisait un mélange de :

Teinture de digitale............ 4 grammes.
Eau distillée de laurier-cerise... 4   —

et prescrivait 10,15 et 20 gouttes de ce mélange dans un demi-verre d'eau sucrée, trois fois par jour.

Mais, tandis que le Dr Faure portait graduellement la dose de la teinture de digitale (3) jusqu'à 200 et 240 gouttes par jour, M. For-

---

(1) *Biblioth. de thérapeut.,* t. III; Paris, 1830.

(2) *Journal de méd. et de chir. prat.,* t. VI.

(3) *Bulletin de thérapeut.,* mai 1848.

get (1), presque à la même époque, avait des accidents et un empoisonnement mortel avec 100 gouttes de teinture.

Il est vrai que si nous connaissions la véritable force de toutes les teintures employées, nous pourrions peut-être nous expliquer facilement comment il se fait que les uns, en donnant des doses énormes de cette préparation, n'ont pas eu à déplorer d'accidents, tandis que d'autres, comme M. Forget, ont été témoins de cas malheureux avec des doses beaucoup moindres.

Enfin nous dirons encore que M. Mouton, d'Adge (2), cite aussi des cas de guérisons obtenues avec la digitale.

Sous l'influence de ce médicament, on verrait survenir un calme bienfaisant; les crachats deviendraient plus rares et muqueux; la toux diminuerait, et tous les symptômes alarmants disparaîtraient.

Jusqu'à un certain point on peut admettre que la digitale doit agir sur l'affection tuberculeuse du poumon; car, ayant par elle-même une action directe sur le cœur dont elle ralentit les battements, il arrive que le poumon se trouve soumis moins souvent au travail de l'hématose, par la raison toute simple, qu'il est parcouru par une moins grande quantité de sang. L'action ne serait-elle pas alors analogue à celle que produit le tartre stibié qui détruit ou empêche l'inflammation circumtuberculeuse?

Nous n'avons jamais vu employer la digitale dans la tuberculose, et nous avouerons que nous n'avons aucune idée arrêtée sur sa plus ou moins grande spécificité. Nous ne pouvons que répéter avec nos devanciers que son usage doit être modéré, qu'il ne faut pas perdre de vue les accidents qu'elle peut développer, et enfin qu'il faut s'abstenir de la prescrire chez les individus dont le cœur a perdu de sa vigueur, et qui sont menacés d'une stase sanguine vers le poumon.

---

(1) *Gazette médicale de Strasbourg,* septembre 1848.
(2) *Journal gén. de méd.,* t. **XXIX.**

§ V. *Arsenic et ses composés.* — L'arsenic a été peu usité pour combattre la tuberculose ; Théodore l'employait pourtant pour s'opposer à la scrofule ulcéreuse, et dans ces derniers temps M. le Dr Bouchut (1) a donné, dans plusieurs cas de scrofule, l'arséniate de soude. Il commence par ordonner 0,005 milligram. et arrive progressivement jusqu'à 0,02 centigr., dose qu'il est prudent de ne pas dépasser. Pour agir et doser plus sûrement la préparation arsenicale, le médecin de l'hôpital Sainte-Eugénie donne la formule du sirop suivant :

$\not\!\!Z$ Sirop de quinquina...... 300 gram.

Arséniate de soude...... 0,05 centigr.

Mêlez.

Chaque cuillerée à café renferme 1 milligramme d'arséniate, ce qui permet d'administrer cette préparation à aussi faible dose qu'on le désire.

Mais que l'on n'aille pas croire que M. le Dr Bouchut lance sa préparation comme un antiscrofuleux ; il n'en est rien : il ne lui reconnaît qu'un effet tonique : elle stimule l'appétit et active la nutrition moléculaire des tissus ; son efficacité serait même douteuse dans l'ostéite scrofuleuse et la tuberculisation pulmonaire.

Pourtant Dioscoride employait les fumigations de sulfure d'arsenic contre la consomption pulmonaire et Bennet suivait encore son exemple en 1654. Plus tard encore Beddoës avoue que dans le seul cas où il a prescrit l'arsenic, ce corps lui a valu une guérison.

Enfin, il y a quelques années, M. le professeur Trousseau (2) a retiré de bons effets de l'usage de l'arsenic dans la pneumonite tuberculeuse. Il conseille de faire un papier arsenical au moyen d'une solution de 2 à 4 grammes d'arséniate de soude dans 20 grammes d'eau distillée. On imbibe un morceau de papier d'une grandeur

---

(1) *Bulletin de thérapeut.,* janvier 1861.
(1) *Bulletin gén. de thérapeut.,* t. XX ; 1841.

déterminée avec cette solution ; on le sèche et on le divise en morceaux contenant un poids connu d'arsenic. De ce papier on fait des
cigarettes pouvant contenir de 0,01 à 0,05 centigr. d'arséniate de
soude : les malades en aspirent la fumée qui, par suite de la combustion du papier, ne contient plus que de l'arsenic volatilisé.
M. Trousseau conseille même de mettre quelque peu de feuilles de
datura stramonium dans ces cigarettes, s'il y a de l'oppression ; et
on en donne une ou deux par jour. Il faut qu'après la succion de la
fumée, le malade ait soin de faire une inspiration par la bouche,
afin que le principe médicamenteux puisse parvenir jusqu'au poumon. Les premières inspirations produisent bien un peu de toux,
mais bientôt ce phénomène cesse et le malade peut continuer de
fumer.

Sous l'empire de ce moyen le professeur de clinique a vu la
diarrhée s'arrêter ou se modérer, la fièvre hectique diminuer, la
toux devenir moins fréquente, l'expectoration prendre un meilleur
caractère ; mais « nous n'avons pas guéri, » s'écrie M. Trousseau.

Or pouvait-on espérer, peut-on espérer guérir souvent une
phthisie pulmonaire qui en est déjà à cette terrible période où l'on
a devant soi la fièvre hectique, la diarrhée, l'expectoration ? Il eût
été désirable de voir l'arsenic employé chez les tuberculeux au
début de leur affection, et peut-être alors serait-on arrivé à des résultats plus satisfaisants.

La médication arsenicale est une de celles qui peuvent séduire le praticien, et non pas par de vains effets, mais même par un rationalisme
qui frappe tout d'abord. En effet l'arsenic est ici un médicament qui
agit localement et généralement ; c'est un excitant général ; il rend
la circulation plus rapide, la respiration plus facile, chasse la fièvre,
et donne un besoin d'activité. Quelles meilleures conditions peut-on
demander ? La circulation qui augmente influe sur l'assimilation et
la désassimilation qui se font mieux, et le besoin de mouvement
vient aider à l'accomplissement de ces deux derniers phénomènes.

Quelques gens timorés auront peut-être une aversion préconçue pour ce médicament, qui peut devenir mortel si une main savante ne l'administre pas avec précaution. Mais qu'est la crainte devant une mort fatale? L'arsenic n'a peut-être qu'un tort, c'est de ne pas avoir été employé concurremment avec l'émétique à l'intérieur et l'iode à l'extérieur. Qui sait ce qui résulterait de l'usage de ces trois agents s'avançant tous vers le même but?

Pour le moment on ne peut demander qu'à voir s'effectuer de nouvelles expériences, qui viendront enfin nous dire positivement si l'on doit espérer quelque chose de la médication arsenicale. Quoi qu'il en soit, nous croyons qu'elle constitue un excellent adjuvant au traitement général de la tuberculose.

§ VI. *Aconit.* — Quelques auteurs ont regardé l'aconit comme supérieur à la ciguë, mais malgré cela on a presque abandonné ce médicament.

Busch (1) en donnait, pour détruire les tubercules pulmonaires, 0,10 centigr., de deux heures en deux heures, et en portait la dose jusqu'à 4 grammes par jour. Sous l'influence de cette médication, il prétendait obtenir des guérisons aussi promptes que solides.

Le Dr Cheneaux a une entière confiance dans la vertu de cette plante, qui, selon lui, agit sur le système nerveux primitivement altéré chez les phthisiques.

Harel de Tancrel a publié dans sa clinique une série d'observations prises dans les hôpitaux de Strasbourg, et concluant à la guérison; seulement il ajoutait un peu de sulfure de chaux à ses préparations d'aconit.

Néanmoins Portal a renoncé à son usage dans la pneumonite tuberculeuse, et M. Trousseau pense que les cas heureux que l'on a cités n'étaient que des catarrhes pulmonaires.

---

(1) *Recherches sur la nature et le traitement de la phthisie;* Strasbourg, an IV.

À la rigueur, on pourrait admettre que l'aconit possédât une certaine action sur la marche des tubercules du poumon. On sait que dans quelques cas elle a pu passer comme antipurulente, par conséquent ici, comme dans les cas de résorption purulente à la suite de plaies, elle pourrait s'opposer à l'empoisonnement général.

§ VII. *Quinquina, sulfate de quinine.* — En parlant des amers, nous avons vu que l'usage du quinquina dans le traitement de la tuberculose n'est pas neuf; mais on ne s'est pas borné à la simple décoction ou à l'extrait. Le Dr Mutendam, dans un journal hollandais (1), pose les points suivants relativement à l'action du sulfate de quinine, dans la pneumonite tuberculeuse.

« La quinine administrée concurremment avec l'acétate de morphine, mais souvent aussi seule, peut, dans un très-grand nombre de cas, prolonger la vie des phthisiques et même *assez souvent guérir* ceux-ci, si de nouveaux dépôts tuberculeux ne viennent pas réveiller le processus morbide.

« Le sulfate de quinine mérite, dans beaucoup de cas de phthisie, pour ne pas dire *dans tous les cas*, d'occuper le premier rang parmi les moyens thérapeutiques à lui opposer. »

Pour établir cette doctrine, le Dr Mutendam s'appuie sur **22** observations; malgré cela, nous ne comprenons pas bien comment il a pu arriver aux conclusions qui précèdent. Nous avons vu administrer le sulfate de quinine dans la tuberculisation pulmonaire, et nous ne pourrions pas tirer de nos observations les mêmes résultats que le médecin hollandais. Nous avons bien vu, sous l'influence de ce médicament, la fièvre diminuer, l'appétit se relever, un mieux passager se déclarer, tous faits sur lesquels on était en droit de compter, puisqu'on les obtient avec tous les toniques amers; mais un peu plus tard la maladie reprenait toujours son cours. Que le sulfate de quinine prolonge la vie des tuberculeux pulmonaires, nous n'oserions

____

(1) *Hederlansch Lancet* et *Journal méd. de Bruxelles.*

pas le nier, parce que rien ne nous prouve le contraire; mais qu'il guérisse « si de nouveaux dépôts tuberculeux ne viennent pas réveiller le processus morbide, » voilà ce qui nous étonne. Nous nous demandons comment M. Mutendam fait pour reconnaître le développement de quelques tubercules nouveaux, alors que personne, même les princes de la science, n'osent affirmer que de nouveaux tubercules se développent à un moment donné.

Mais nous ne nous étendrons pas plus longuement sur cette médication que nous sommes obligé de mettre avec bien d'autres, surtout lorsque l'on voit l'opium venir se mêler à ce traitement curatif. Pourtant nous devons dire que M. Amelung (1), dans le cas où le mouvement fébrile prend un type intermittent assez marqué, donne alors de 0,03 centigr. à 0,05 centigr. toutes les deux heures : ou bien à la dose de 0,15 centigr., avec 0,03 centigr. de digitale en 4 prises, comme l'ordonne Gunther, qui, dans ce cas, dit guérir la phthisie.

On a aussi vanté le tannate de quinine à la dose de 0,20 centigr. par jour, mais principalement pour arrêter les sueurs nocturnes.

Par conséquent du quinquina, nous nous bornerons à ce que nous avons dit en parlant des amers.

§ 8. *Acide hydrocyanique.* — Magendie prétend avoir guéri plusieurs phthisies confirmées, avec l'acide cyanhydrique.

Borda en 1804, et Bréra en 1815, le vantèrent à leur tour.

Plus tard, Fantonetti (2), professeur de clinique à Pavie, en expérimentant ses effets, a, dit-il, guéri plusieurs phthisiques. D'après ses observations, il n'y aurait plus à douter que cet agent ait une vertu curative dans bien des cas, si M. Fantonetti n'avait pas dit ailleurs (3), que l'acide prussique ne constitue pas une panacée

(1) *Hufeland's journal,* août 1831.

(2) *Bulletin gén. de thérapeut.,* t. XVI, p. 81 et suivantes; 1839

(3) *Annali universali di medicina,* t. LXIII, p. 61; Milano.

contre la tuberculose. Il commençait par ordonner 3 gouttes d'acide par jour, en augmentant progressivement jusqu'à 12 gouttes dans vingt-quatre heures. Son acide était au 900°.

M. le Dr Forget (1) a repris les travaux de Fantonetti, et est arrivé à zéro résultat : il est vrai que ses phthisiques étaient bien réellement phthisiques, peut être même à un point trop avancé, car peut être que si l'on eût agi sur des sujets moins près du terme fatal, on eût retiré quelque autre effet.

On trouve aussi 3 observations de pneumonite tuberculeuse traitée par l'acide cyanhydrique, sous la direction du Dr Verne, de Beaumont (2), et toutes trois aboutissent à la mort.

M. Andral (3) n'a rien obtenu avec ce médicament, et MM. Trousseau et Pidoux ont trouvé que, dans les cas les plus rares, il modérait seulement la toux du malade, mais qu'il n'enrayait jamais la fonte des tubercules.

Si malgré ces insuccès on veut ordonner l'acide hydrocyanique, il faut avoir soin de préciser son degré de concentration, par exemple, l'acide prussique de Gay-Lussac, ou acide cyanhydrique médicinal, qui est de l'acide étendu de six fois son poids d'eau distillée. De plus, il y a mille précautions à prendre pour éviter l'altération de ce genre de médicament qui est volatil, peu soluble dans l'eau, et qui s'altère à la lumière. Au surplus, c'est un spécifique si dangereux à manier et à mettre entre les mains des malades, et qui produit des effets tellement douteux, que nous croyons que l'on doit plutôt le bannir que le mettre au rang des médicaments antituberculeux.

Est-il urgent de dire que l'eau de laurier-cerise a été vantée aussi ?

---

(1) *Bulletin gén. de thérapeut.*, t. XVI, p. 269.
(2) *Idem*, t. XVII, p. 121 ; 1839.
(3) *Bulletin gén. de thérapeut.*, t. XVII, p. 221.

§ IX. *Inspirations forcées.* —'Autenrieth,, Crichton, Carswell, Clark (1), Ramadge (2), M. le Dʳ Stembrenner (3),. ont conseillé les inhalations et les exhalations forcées, pour combattre la sécrétion tuberculeuse dans le tissu pulmonaire, pensant que la respiration incomplète était la principale cause de la phthisie..

Pour cela faire, on a un vase de fer-blanc pouvant contenir 2 kil. d'eau; on le remplit aux trois quarts ou à moitié d'eau chaude; on le ferme exactement avec un couvercle en fer-blanc, percé de deux ouvertures : l'une porte un tube élastique de 10 à 15 millimètres de diamètre, long de 1 mètre, et terminé par une embouchure; l'autre est surmontée d'un tube conique de 3 centimètres de haut, et à la lumière, de 3 à 4 millimètres de diamètre. Le malade prend l'embouchure dans sa bouche et respire par le tube en caoutchouc, son nez étant bien fermé; après l'inspiration, il expire également par le tube, et comme l'ouverture du tube conique est très-petite, il résulte de ces inhalations et expirations successives une activité insolite des muscles du cou, de la poitrine, et surtout de la partie supérieure du thorax, car le diaphragme, dans les efforts de succion que l'on fait pour respirer, est fixé entre l'abdomen et la base des poumons, d'où il s'ensuit que c'est la partie supérieure des poumons qui fonctionne le plus.

On doit faire d'abord cet exercice matin et soir, pendant une demi-heure; après deux ou trois mois on diminue la durée de cette médication respiratoire; puis après trois ou six mois on reprend l'usage des inhalations primitives pendant deux mois, on se repose de nouveau, et l'on continue ainsi tant que le médecin le juge nécessaire.

---

(1) *The influence of climats in the prevention and cure of chronic diseases;* London, 1829.

(2) *Consumption curable,* etc.; London, 1834.

(3) *L'Expérience,* numéro du 2 avril 1840.

Qu'on nous pardonne d'être entré dans de si longs développements au sujet de cet exercice pulmonaire, maïs nous avons déjà trouvé que Cœlius Aurélianus (1) parle de l'exercice des poumons en y attachant une certaïne importance, et pour notre compte, nous pensons que cette gymnastique du tissu pulmonaire peut bien empêcher un tant soit peu la sécrétion des tubercules dans les organes de la respiration. Dans tous les cas, c'est un exercice qui ne peut pas nuire.

§ X. *Seigle ergoté.* — Le Dr Parola a recommandé l'*extrait éthéro-résineux de seigle ergoté* pour se rendre maître des affections tuberculeuses pulmonaïres (2) ; et le Dr Rossi a rapporté quelques observations à ce sujet. Dans un cas, chez une jeune fille de 13 ans, à tempérament lymphatique, atteïnte d'abord de bronchite et plus tard de fièvre périodique chaque soir, de sueurs nocturnes, de toux fréquentes avec crachats mucoso-salivaires abondants, amaigrissement progressif, matité et respiration obscure sous les clavicules, l'extrait éthéro-résineux, donné à la dose de 0,10 à 0,12 centigr. par jour, fit tomber la fièvre, la toux, l'expectoration, ainsi que les autres phénomènes thoraciques, et la guérison s'acheva sous l'influence de l'huile de foie de morue.

Dans un second cas, chez une autre jeune fille de 17 ans, donnant tous les symptômes précédents, et en plus de la respiration bronchique et du râle sous-crépitant au sommet des deux poumons, l'administration d'une solution de 0,15 centigr. d'extrait éthéro-résineux dans un peu d'eau, avec quelques cuillerées de sirop de digitale, fit cesser la toux, les accès fébriles et la gêne de la respiration. On avait soin de suspendre le traitement tous les cinq ou six jours. La malade, dit-on, *s'est rétablie* (sic). Il est à regretter dans ce cas que le

(1) *Loc. cit.*, lib. ıı, cap. 14, p. 426.
(2) *Bulletin gén. de thérapeut.*, 1858.

Dr Rossi n'ait pas été plus explicite sur le dernier état de sa malade ; car, pour un esprit tant soit peu sceptique, ces mots *la malade s'est rétablie* sont bien vagues. Au surplus on pourrait aussi attribuer la guérison, si guérison il y a eu, à la digitale administrée, bien qu'il ressort de l'observation que c'est seulement à titre de calmant qu'on la prescrivait.

Enfin dans un troisième cas, chez un homme de 40 ans, qui portait une caverne au-dessous de l'angle inférieur de l'omoplate, l'administration pendant un mois et demi de 0,20 centigr. de l'extrait en question fit disparaître la toux, la fièvre, la sueur, la diarrhée, et amena un rétablissement complet.

Ce dernier fait, s'il est bien exact, parle tellement en faveur de l'extrait éthéro-résineux de seigle ergoté, que nous croyons faire sagement en nous abstenant de toutes réflexions sur ce genre de médication qui n'est pas encore jugée, car jusqu'à ce jour nous ne connaissons pas de nouvelles observations publiées sur ce sujet.

§ XI. *Lotions alcoolisées.* — Contre la pneumonite tuberculeuse caractérisée par la matité à la percussion, pectoriloquie au-dessous des clavicules, hémoptysies, frissons, accès fébriles, transpirations matinales, Marshal-Hall conseille les lotions suivantes :

<pre>
℞ Alcool.................... 1 partie.
  Eau...................... 3   —
Mêlez.
</pre>

On prend un morceau de linge doux de la grandeur d'une feuille de papier à lettre, on le ploie plusieurs fois sur lui-même, puis on l'étend sur la partie antérieure et supérieure du thorax, au-dessous des clavicules ; on l'attache à des bretelles ou à la chemise, mais toujours de façon qu'il porte à nu sur la peau. On mouille dans la dissolution alcoolique une éponge grosse comme une noisette, et on en exprime le liquide à la surface de la compresse, puis on ferme les vêtements. On répète ce petit manége toutes les cinq minutes, pour ne l'interrompre que pendant le sommeil. Le costume du malade doit être léger, et il est même bon que la compresse ne soit pas recouverte, pour faciliter l'évaporation.

Comment agit cette dissolution d'alcool? question. Est-ce par le refroidissement qui naît toujours de l'évaporation d'un liquide? autre question. Bref, tout sur ce sujet n'est que questions. Il est peut-être permis de croire que si le spécifique eût été meilleur, les questions seraient résolues depuis longtemps.

§ XII. *Divers.* — Enfin nous allons passer en revue différents corps ou produits, qui ont été en vogue et que l'on a abandonnés à tort ou à raison.

A. Le *médicinal naphta,* esprit pyro-acétique obtenu en faisant passer la vapeur d'acide acétique à travers un tuyau de porcelaine rougi au feu, ou en distillant à sec un acétate, a été employé par Hastings, qui dit avoir guéri 66 malades sur 100, en administrant 20 gouttes de ce médicament trois fois par jour.

B. *Alconorque.* Samson dit, sur la foi d'un capitaine de vaisseau, que l'alconorque, arbuste qui croît à la Martinique et qui constitue une espèce de chêne, fournit une écorce d'une efficacité absolue contre la pneumonite tuberculeuse. Lanthois (1) qui rapporte ce fait est le seul auteur où nous ayons vu cette plante citée.

Nous nous sommes demandé souvent pourquoi des médicaments comme ceux-là, que la notoriété publique nous jette à la tête, ne sont pas étudiés avec plus de soin? Et pourtant n'avons-nous pas tous une certaine tendance à croire que c'est parmi les substances simples que se trouvent les remèdes de nos maux, à preuve le quin-

---

(1) *Théorie nouvelle de la phthisie,* p. 13.

quina et le mercure? L'*alconorque* constitue donc un médicament non jugé, presque inconnu même.

C. *Fenouil d'eau* (*Phellandrium aquaticum*). Cette plante, dont Hippocrate vantait la vertu d'une manière générale, a traversé les siècles sans abandonner les pharmacopées. On l'employait anciennement pour combattre une foule de maladies, mais les médecins modernes en ont réglé l'usage et nous ont enseigné qu'il faut s'en abstenir lorsqu'il existe des irritations locales, car le fenouil est un excitant très-actif.

Dans les campagnes, on se sert comme topique de la graine cuite du fenouil et des feuilles réduites à l'eau bouillante, qu'on applique par décoction ou en cataplasme sur les engorgements atoniques afin d'en favoriser la résolution.

Herz donnait les semences de fenouil aquatique sous la formule suivante, pour arrêter la pneumonite tuberculeuse :

♃ Semence de fenouil d'eau.....	0,25	centigr.
Sucre de lait................	0,50	—
Azotate de potasse...........	0,30	—
Gomme.	0,40	—

Mêlez, pulvérisez, pour 12 paquets à prendre 3 par jour.

Il augmentait la dose du fenouil jusqu'à 0,75 centigr.

Sandras en prescrivait la graine pulvérisée avec son écorce à la dose de 1 à 2 grammes par jour, incorporée dans du miel.

M. Michéa (1) préfère le sirop de phellandrie, et en donnait de 2 à 4 cuillerées par jour.

C'est surtout les Allemands et les Danois qui l'ont lancé dans la thérapeutique antituberculeuse ; mais Valleix (2) n'attribue le mieux

---

(1) *Bulletin gén. de thérapeut.*, décembre 1847.
(2) *Idem*, février 1850.

qu'il occasionne qu'au repos que l'on fait prendre au malade en même temps que la drogue.

Ce qui est vrai, c'est qu'il constitue un calmant et pas autre chose.

D. *Varech.* Le varech a été employé dans les manifestations de la scrofule, mais sans résultats.

Laënnec a essayé de guérir la pneumonite tuberculeuse en faisant dans la chambre de ses malades des fumigations à l'aide de la combustion des varechs; mais ses expériences sont restées infructueuses.

On comprend à la rigueur que cette médication puisse produire quelques effets, vu les substances que renferme la plante marine dont nous parlons, iode, soude, potasse.

E. *Charbon véjétal et animal.* Le charbon végétal a été essayé, tantôt en poudre, tantôt en vapeur, comme nous l'avons vu faire par Tschikarewysky et Sokolow.

Baudelocque de son côté avait donné le charbon animal chez les scrofuleux, mais il n'en a rien tiré de bon.

F. *Hélicine.* Dans ces dernières années, M. le Dr Delamarre a présenté à l'Académie des sciences des observations de guérison de pneumonite tuberculeuse au moyen de l'hélicine. Le sceau du temps n'ayant pas encore passé sur ce traitement, nous n'en dirons rien.

G. *Caoutchouc.* Huller, de Presbourg (1), avait déjà donné le caoutchouc en pilules pour arrêter la marche de la phthisie pulmonaire, lorsque dernièrement encore M. le professeur Hanon (2) a vanté l'emploi du *caoutchouc térébenthiné* dans la pneumonite tuberculeuse. Il prend du caoutchouc très-pur découpé en lanières

---

(1) *Journal de pharmacie,* 1846.

(2) *Presse médicale,* 1861.

très-minces et très-étroites, le plonge dans l'huile essentielle de térébenthine ; une partie de caoutchouc pour deux parties d'huile essentielle. On fait macérer. Les bandes de caoutchouc finissent par disparaître en formant une solution brune de consistance sirupeuse, qu'il donne sous la forme suivante :

> ℣ Caoutchouc térébenthiné.......... 1 gramme.
> Rob de sureau.................... 30   —
> Huile essentielle d'amandes amères. 3 gouttes.

Au fur et à mesure que le malade s'habitue à la saveur de l'essence de térébenthine, on augmente la dose de caoutchouc jusqu'à arriver à 5 ou 6 grammes par 30 grammes d'électuaire.

On doit continuer le médicament quotidiennement jusqu'à la disparition des symptômes de la phthisie pulmonaire, et n'en abandonner l'usage que longtemps après la guérison.

Sous l'influence de ce traitement, on voit l'expectoration diminuer rapidement, l'oppression cesser, les sueurs nocturnes disparaitre, les selles et la fièvre s'arrêter, puis les forces renaître et l'embonpoint reparaître.

Malheureusement la guérison ne s'est fait voir que dans les observations de M. Hanon. A notre connaissance, le caoutchouc térébenthiné a été essayé à l'hôpital civil de Versailles, et nos anciens maîtres nous ont avoué n'avoir rien obtenu de ce traitement.

H. *Électricité.* Le professeur Romagosa (de Valence, Espagne) (1), voulant, au moyen de l'électricité, enflammer une tumeur scrofuleuse pour en hâter la terminaison, eut des accidents névralgiques, et la tumeur ne se modifia pas.

M. Coster (2) avait associé l'électricité à l'iode contre la ganglite

---

(1) *La Actualidad de Valencia.*

(2) *Dictionn. de méd.* en 21 vol., t. XII, p. 430.

tuberculeuse et dit avoir eu de bons résultats; mais nous nous demanderons, comme M. Guersant, si ces résultats ne sont pas dus à l'iode.

Du reste, on comprend que l'électricité pourrait avoir une légère action, car l'action des courants électriques sur le système sanguin capillaire est l'accélération du cours du sang dans ces vaisseaux, et par conséquent entretient, rappelle ou accélère les s écrétions de la peau.

CHAPITRE XV.

Traitement chirurgical.

§ Ier. *Ouverture des tubercules.* — Baglivi (1) rapporte le fait d'un tuberculeux qui eut une caverne ouverte par un coup d'épée, et qui était guéri deux mois après cette opération peu chirurgicale. La plaie avait été lavée au moyen d'injections d'eau, ce qui nous fait penser que, dans un cas analogue, ou plutôt dans une opération faite pour atteindre ce but, on pourrait laver l'intérieur de la caverne avec une solution iodée.

Quelques auteurs anglais, et entre autres G. Robinson (2), ont conseillé l'ouverture des cavernes à travers les parois de la poitrine. MM. Hastings et Stokes (3) ont pratiqué cette opération.

Le Dr Klimer (4) nous donne une observation de vomique ouverte extérieurement avec le bistouri, et dans laquelle on trouva de belles

---

(1) *Praxi medica,* lib. ii, p. 250; Romæ, 1696. In-8°, et Lugduni, 1699, lib. ii, p. 270.

(2) *London medical gaz.,* 1845.

(3) *London medical gaz.,* 1845.

(4) *Journal complémentaire des sciences médicales,* 1830.

granulations à l'autopsie de la malade, dont la mort fut causée par une pneumonie intercurrente.

Une douleur fixe, obtuse et pulsative, s'était manifestée entre la quatrième et la sixième côte gauche, à 4 centimètres et demi du sternum, dans une étendue de 15 centimètres carrés. La malade, atteinte de phthisie depuis longtemps, avait là la sensation d'un liquide pesant qui à chaque quinte de toux se trouvait agité. On donnait trois jours de vie à la malade. Le Dr Klimer, avec l'assentiment de quelques autres médecins, fit une incision extérieure, longue de 6 centimètres, entre la cinquième et la sixième côte, à 9 centimètres du sternum. Il sépara les muscles intercostaux de la plèvre dans l'étendue de quelques millimètres carrés, et incisa ensuite cette muqueuse pour introduire une sonde. Le poumon non adhérent à cet endroit se retira, et l'on vit en haut et en arrière des adhérences où l'on trouva de la fluctuation. La malade eut à ce moment la sensation de quelque chose qui s'était crevé dans sa poitrine : on la coucha sur le côté gauche; il s'écoula environ 30 grammes de sérosité; la respiration devint plus libre. On plaça une bandelette huilée dans la plaie et on fit le pansement. Deux heures après, une expectoration purulente et un écoulement de pus par la plaie soulagèrent la malade. On agrandit de 1 centimètre l'ouverture primitive, et au bout de six semaines la pauvre condamnée était tellement bien que l'on songeait à fermer la plaie. C'est alors qu'une pneumonie a enlevé la malade et permis de constater à l'autopsie les granulations qui tapissaient l'intérieur de la caverne.

Bien que cette observation nous prouve que M. Klimer n'avait pas tiré grand profit de la percussion et de l'auscultation, puisqu'il se laissa guider seulement par le point douloureux, elle n'en démontre pas moins les bons résultats que l'on peut obtenir en ouvrant une caverne au dehors.

Déjà, dans notre chapitre des exutoires, au paragraphe *Cautère*, nous avons parlé des faits propres à MM. les Drs Guirette et G. B. Sweling; nous ne les rappellerons ici que pour motiver plus fortement notre opinion à l'égard de l'ouverture des cavernes ; car nous croyons que cette pratique ne doit pas être aussi repoussée que Valleix veut bien le dire. Cet auteur, oppose à ce genre de traitement des idées fort justes au fond, mais qui pourtant ne laissent pas que de permettre des exceptions dans lesquelles le traitement chirurgical pourra donner de bons résultats.

Dans la ganglite tuberculeuse, il est tellement reconnu que l'ouverture des ganglions tuberculeux ramollis est une bonne pratique que nous n'en parlerons pas.

Dans la pneumonite tuberculeuse, au contraire, le moyen devient plus grave. Sait-on, dit Valleix, s'il n'y a qu'une seule caverne ? Peut-on, dit le même auteur, empêcher le poumon d'être envahi par le tubercule ? Assurément nous nous trouvons là devant de sérieuses questions. Nous dirons néanmoins que nous avons vu notre cher et regrettable maître, le Dr Legendre, diagnostiquer l'existence d'une seule caverne, sur un sujet de 14 ans ; il est vrai que la caverne était aussi grande qu'un œuf, mais notre maître nous avait assuré qu'il n'y en avait pas d'autres et qu'il n'existait à peine que quelques tubercules dans les sommets du poumon et à l'état de crudité. L'autopsie du malade nous a permis de vérifier en tous points le diagnostic posé. Or, pour nous, c'est dans des cas de ce genre que nous croyons pouvoir tenter l'ouverture de la caverne. Qu'arrive-t-il en effet ? Votre malade s'épuise lentement par l'énorme sécrétion de pus qui se produit, il s'empoisonne même, et vous, praticien, vous assistez à son agonie et à sa mort en prescrivant des opiacés. Nous ne pensons pas que dans un cas semblable le médecin doive se croiser les bras. Le malade est perdu, il faut un miracle pour le sauver, et les miracles sont rares dans notre siècle, nous devons donc tout tenter. Supposons que l'on ouvre la caverne ; qu'en résultera-t-il ? Assurément nous pouvons espérer que les accidents ne seront pas plus terribles pour nous que pour ceux qui nous ont devancé dans cette route hardie. Par conséquent le pus s'écoulera au dehors, le malade ne s'empoisonnera plus, il reviendra peut-être à la santé.

S'il meurt, quel crime portons-nous sur notre conscience? Aucun. La mort le prenait, nous avons tout tenté pour le guérir, nous avons fait notre devoir. S'il vit; alors nous avons à traiter un tuberculeux qui n'est pas encore arrivé jusqu'au ramollissement de ses tubercules: c'est un nouveau traitement à faire suivre, c'est quelques espérances d'acquises.

Jusqu'à ce jour, nous avons fait et vu faire un bon nombre d'autopsies de pneumonite tuberculeuse, et nous avons constaté que rarement on trouvait un sujet porteur de plusieurs vastes cavernes, comme celles dont nous parlons; au contraire, dans ces cas, on dirait que la nature sécrète toute sa matière tuberculeuse au même point, et les tubercules sont peu nombreux dans le reste du tissu pulmonaire.

Si, au lieu d'avoir un sujet muni de plusieurs tubercules, nous avons le bonheur d'avoir affaire à une économie qui n'en a sécrété que dans un seul point, alors toutes les chances sont pour nous.

Que l'on ne dise pas que nous conseillons toujours l'ouverture des cavernes au dehors; assurément non, nous nous plaisons à le répéter, nous n'indiquons cette pratique que pour les cas où une seule, ou au plus deux ou trois cavernes seraient diagnostiquées, alors que l'auscultation et la percussion les plus minutieuses nous auraient démontré que le reste du poumon est sain, ou si peu malade, qu'après la guérison des premières excavations, on pût espérer celle des autres lésions.

Nous dirons, pour répondre à la seconde question de Valleix, que nous pensons qu'en soumettant tout d'abord le sujet au tartre stibié à haute dose, et aux autres moyens que nous croyons pouvoir conseiller dans le traitement général de la tuberculose, on peut arriver à empêcher la sécrétion de nouveaux tubercules.

Maintenant irons-nous, comme Klimer, ouvrir la caverne avec le bistouri? Nous ne sommes pas grand partisan de ce moyen. Nous préférerons placer un cautère qui, poussé vigoureusement, arrivera en quelque temps à ouvrir la caverne au dehors, sans permettre à l'air de s'interposer entre les plèvres, et au pus de tomber dans le vide produit autour du poumon.

L'ouverture des tubercules doit-elle se limiter à la ganglite et à la pneumonite tuberculeuses? Nous ne le croyons pas encore. On a ouvert les tubercules des ganglions, on a ouvert les tubercules pulmonaires, on ouvre encore les tubercules du testicule.

A ce sujet, la question suivante se présente : le testicule tuberculeux doit-il être retranché en masse, ou le tubercule seul doit-il être ouvert? A l'exemple de notre premier maître, M. le professeur Nélaton , nous dirons que la castration est bien rarement indiquée. Pourtant, si l'état fistuleux des parties génitales tend à se prolonger outre mesure et à amener l'épuisement du sujet, on ne doit pas balancer à remplacer ces plaies fangeuses par une plaie de bonne nature. Mais, pour cela, il faut des conditions toutes spéciales ; il faut que l'état général du malade soit bon , qu'il n'y ait pas de signes sensibles de la présence de tubercules dans un autre organe que le testicule ; il faut avoir soin d'examiner non-seulement les poumons, le péritoine et tous les gros organes où se développe ordinairement la production morbide, mais il faudra aussi être sûr que les organes génitaux, autres que le testicule, ne renferment pas de tubercules : souvent, en effet, l'affection tuberculeuse gagne du terrain le long du canal déférent; elle arrive ainsi aux vésicules séminales , à la prostate, à l'urèthre même. Si le canal déférent n'était pas atteint plus loin que l'anneau inguinal, point où s'arrête le plus souvent la tuberculisation de ce conduit, on pourrait encore opérer avec quelques chances de succès; mais, nous le répétons, avant de tenter cette sérieuse opération, il faut être bien sûr de son diagnostic négatif, par rapport aux autres organes.

Si l'on pouvait arriver à diagnostiquer le tubercule des os avant qu'il ait causé les ravages qui l'accompagnent ordinairement dans l'articulation voisine, nous pensons que l'on pourrait avoir un grand bénéfice de l'ouverture du membre au-dessus du point tuberculeux, puis d'une application de trépan sur l'os lui-même, afin de parvenir au foyer du mal, et de donner à l'évacuation du tubercule une route moins redoutable que celle de l'articulation.

Quant au tubercule des vertèbres et de l'encéphale, nous n'osons pas envisager les effets que pourrait donner l'ouverture du foyer tuberculeux au dehors. Si on pouvait arriver là sans développer d'inflammation circonvoisine grave, nous dirions peut-être que les résultats pourraient être favorables dans certains cas, en admettant toujours que les tubercules manquent ailleurs.

§ II. *Moyens mécaniques.* — Ramadge (1) a conseillé de faire exécuter aux personnes atteintes de tubercules pulmonaires de grandes inspirations, afin de produire une forte expansion des poumons. Il se fonde sur ce que les asthmatiques sont rarement phthisiques. Ses inspirations se font au moyen d'un tube de 2 mètres de long, communiquant avec un réservoir contenant de l'eau en ébullition sur des plantes aromatiques, ce qui lui donne le double avantage et d'agir par le mécanisme de la respiration forcée et par la vertu des plantes. Ce système n'est peut-être pas à dédaigner dans le premier degré de la phthisie, et surtout comme moyen prophylactique, afin d'empêcher le casement des tubercules dans un point du poumon qui fonctionne mal.

Dans ces dernières années, M. Piorry a pratiqué la compression des parois thoraciques avec des appareils particuliers, afin, disait-il, de mettre en contact les parois des cavernes. Nous en parlerons en examinant le traitement général proposé par ce professeur.

§ III. *Injections de nitrate d'argent.* — Jusqu'à ces derniers temps, le nitrate d'argent n'avait été employé que comme correctif des plaies laissées par l'ouverture des ganglites tuberculeuses ; ou bien

______

(1) *Consumption curable,* in 8°; London, 1834.

quelques praticiens, Robert Thomas, Graves (1), s'en servirent à la dose de 0,004 milligr. à 0,005 milligr., trois fois par jour, pour arrêter la diarrhée colliquative inhérente à une certaine période de la pneumonïte tuberculeuse; lorsque M. le Dr Horace Green, de New-York (2), a appliqué l'injection de nitrate d'argent dans les bronches, pour arrêter la marche de la tuberculose pulmonaire.

Dans le mémoire présenté par M. Trousseau à l'Académie, au nom de l'auteur, ce dernier décrit ainsi le procédé opératoire :

« Un cathéter flexible ordinaire, en gomme élastique, est introduit dans le larynx, et poussé au delà de la trachée dans la bronche droite ou gauche; dans cette situation, une seringue de verre, appliquée à l'extrémité libre de l'algalie, projette l'injection qui pénètre dans le poumon.

« La dose du sel d'argent est de 0,50 centigrammes à 1 gramme 25 pour 30 grammes d'eau, et la quantité de liquide injecté égale 15 grammes. »

Le professeur de New-York aurait opéré sur 106 cas, qui se seraient terminés toujours plus avantageusement que si l'on avait abandonné la maladie aux seules ressources de la nature, et souvent même la guérison se serait déclarée.

M. Bennet, professeur à Édimbourg (3), a répété les expériences de M. H. Green. Il loue les résultats de cette opération, tout en reconnaissant que la glotte oppose souvent une résistance spasmodique. Pour la vaincre, il faut répéter les essais pendant deux ou trois semaines, pendant lesquelles on habitue l'orifice glottique au contact d'une algalie d'épreuve terminée par une éponge; au bout de ce temps, sa sensibilité excessive est émoussée; alors le cathéter est légèrement recourbé, plongé ensuite dans l'eau froide pour en augmenter la fermeté, et éviter ainsi l'emploi d'un mandrin en fil de

---

(1) *Archives gén. de méd.*, t. I, p. 580, 2e série; 1833.
(2) *Traité des maladies des voies aériennes.*
(3) *Edinburgh medical journal*, novembre 1857.

fer. Alors la tête du malade étant renversée en arrière, la langue abaissée, l'instrument est rapidement porté derrière l'épiglotte, introduit dans l'ouverture laryngée, et enfoncé de manière à pénétrer de 24 à 30 centimètres, à partir de l'entrée de la bouche. Il est nécessaire que le malade continue à respirer, et que l'injection suive de très-près l'introduction de l'instrument, sans cela un spasme est à redouter.

M. Bennet affirme que ces injections non-seulement ont été exemptes de toute irritation consécutive, mais sont au contraire devenues la source de sensations agréables pour les malades, en amenant de l'aisance dans la toux et un arrêt marqué de l'expectoration.

D'après M. Green, Charles Bell, en 1814, aurait eu l'idée de porter, à l'aide d'une sonde, le nitrate d'argent dans le larynx ; mais, à cette époque, ce traitement parut hasardeux, et il y renonça.

M. Bretonneau, en 1818, y revint pour le traitement du croup ; de son côté, M. Trousseau, dans les affections pseudo-membraneuses qui entraînent la trachéotomie, porte dans la trachée-artère, après l'opération ; la solution de nitrate d'argent.

En 1838, M. Green avait déjà communiqué un travail sur ce même sujet à la Société médicale et chirurgicale de New-York.

Nous n'avons jamais vu employer le nitrate d'argent en injections suivant la méthode de M. Green, mais nous n'hésiterions pas à tenter un dernier effort avec ce moyen, si nous nous trouvions devant un sujet atteint de pneumonite tuberculeuse en voie de ramollissement, et porteur de nombreuses cavernes, ne permettant pas l'ouverture des foyers purulents au dehors. Nous ne savons pas si nous obtiendrions des résultats satisfaisants, mais nous aimerions mieux tenter ce dernier moyen que de ne rien faire du tout.

CHAPITRE XVI.

Hygiène de la tuberculose.

Quant au traitement par l'hygiène, celui qui doit avoir le plus d'efficacité, parce qu'on doit l'employer alors que les signes de la maladie sont encore à l'état presque problématique, nous en trouvons des traces dans Hippocrate, qui admettait que les maladies sont des efforts de la nature, pour éliminer les principes morbides qui se trouvent dans l'organisme. D'où son principe de ne pas troubler le cours des maladies, et de n'intervenir que quand la marche ne se tourne pas du côté de la guérison en n'employant, dans ce cas, que des moyens hygiéniques.

Hippocrate, il est vrai, applique ce qui précède aux affections aiguës; mais ne semble-t-il pas que les médecins modernes l'aient surtout appliqué aux maladies chroniques, et cela avec raison, car entre les affections aiguës et les affections chroniques il n'y a que le temps, et souvent les dernières se trouvent bien mieux modifiées par un traitement hygiénique que par un traitement thérapeutique.

L'hygiène, a dit M. le professeur Adelon, est l'art de conserver la santé. C'est exact pour le praticien; mais en disant que l'hygiène est l'art d'indiquer à l'homme, dans quelques circonstances physiques, sociales et organiques qu'il se trouve, la mesure dont il doit user de lui-même et des choses extérieures, on n'a pas eu moins raison; car n'est-ce pas par l'hygiène que l'on prévient les maladies, qu'on les atténue lorsqu'elles se sont déclarées, et souvent qu'on les guérit lorsqu'elles ont pris une marche chronique?

La médecine, selon nous, n'est que la pratique de l'hygiène; seulement, de même qu'il y a des mathématiques du premier degré, que chacun doit connaître pour les besoins les plus ordinaires de la vie, et des mathématiques du second degré, que quelques hommes seulement sont appelés à apprendre pour les appliquer à de grandes œuvres, de même on peut dire qu'il y a une médecine du premier degré qui est l'hygiène, médecine que chacun doit savoir comme ses premières règles, sous peine d'exposer ses jours à chaque instant, et une médecine du second degré, qui est la pratique médicale réservée aux seuls médecins.

D'après ce qui précède on comprendra aisément quelle large place on doit réserver au traitement hygiénique dans les différentes formes de la tuberculose. Nous allons donc passer en revue tous les soins qui ont été prescrits et examiner ceux qui l'ont été avec raison et que l'on doit conserver, et ceux sur le compte desquels on peut être moins rigoriste. Pour cela faire nous allons prendre l'hygiène sous ses différentes phases.

§ 1. IMPONDERATA. *Calorique, lumière.* — *A.* Comme calorique, il est maintenant bien établi que l'homme est pour ainsi dire le seul animal qui sache se plier aux différentes températures ; mais aussi en s'astreignant aux nombreuses variations qui existent entre la température d'un lieu et celle d'un autre lieu, il s'expose le plus souvent à des maladies ; il arrive même que sans changer de lieu, il trouve une telle différence entre la température d'un moment et celle d'une autre heure, qu'il se place là sous le coup de maintes affections, dont la tuberculose est une des plus terribles.

Puisque les variations de température sont funestes et peuvent aider au développement des tubercules, il en résulte que l'homme malade doit se donner une température constante, non pas seulement au moyen des aliments et du calorique artificiel, mais bien par la position géographique qu'il occupe sur le globe.

La température animale s'entretenant toujours au même degré quelle que soit la latitude, il en découle que l'organisme s'use davantage dans les pays froids que dans les pays chauds, puisqu'il est obligé de trouver en lui-même de quoi brûler. Or nous savons que tout travail organique est une source de dépense de forces et que dans la tuberculose surtout les forces doivent être ménagées : donc, *le sujet tuberculeux doit fuir les pays froids.*

Est-ce à dire pour cela que le tuberculeux doit s'enfoncer au Sud jusqu'à l'équateur? Il n'en est rien. Bien souvent même dans des climats tempérés le malade n'a pas besoin de s'enfoncer ainsi dans le Midi, et sans sortir de sa zone il peut obtenir des guérisons. En outre, il résulte des statistiques, que les climats du Nord ne sont pas toujours aussi terribles que l'on veut bien le dire. Ainsi, chez les Esquimaux, la pneumonite tuberculeuse est très-rare : au contraire, on la voit très-fréquemment se développer à la Martinique. Ce n'est pas sans doute une preuve excellente en faveur des climats froids, que ce qui se passe au pôle : nous croyons, pour notre compte, que si la tuberculisation pulmonaire y est rare, cela tient à ce que les organisations faibles, qui devraient succomber à cette maladie vers 12 ou 15 ans, succombent dès les premiers temps de la vie par d'autres affections : mais ce que nous avons dit de la Martinique prouve que l'excès en tout est nuisible, aussi bien le trop de calorique que le manque de cet agent; en effet, dans les pays très-chauds, il faut encore un déploiement de forces considérables pour résister alors à la chaleur, comme on résistait au froid dans le Nord. De plus, les variations de température sont souvent énormes dans la même journée, la nuit est très-froide, le jour brûlant. Nous dirons donc :

Le sujet tuberculeux doit fuir les pays trop chauds, et choisir pour sa résidence un pays à température aussi constante que possible.

Comme il n'y a pas d'endroits où la température soit égale à tous les moments, voyons donc ceux qui se rapprochent le plus de cette condition et dont nous pourrons conseiller le séjour.

Celse (1) recommandait aux phthisiques italiens le séjour d'Alexandrie, et mettait ainsi en action le principe que nous posons plus haut, à savoir : que le sujet tuberculeux doit fuir les pays froids. Mais,

---

(1) Liber iii, cap. 22.

comme nos malades ne doivent être des habitants des pays chauds, nous pourrons leur conseiller d'autres endroits moins éloignés.

Rome, Naples, Nice, Hyères, Malaga, Madère, etc., ont été tour à tour vantées. Chaque pays réclamait, qui pour une température ne variant que de tant de degrés, qui pour un air salubre, qui pour une pression atmosphérique presque constante, chacun ayant l'air de vouloir s'arracher des clients que la mort poursuit déjà.

M. Journé (1) nous a fait voir que la phthisie était aussi commune à Rome qu'à Paris ; M. Dor en a fait autant à propos de Marseille, etc. ; de sorte que l'on pourrait croire que ce qu'il y a de mieux à faire c'est de rester chez soi. Pourtant il n'en est pas absolument question. Dans nos contrées, lorsque nous aurons à traiter un tuberculeux riche, qui pourra voyager sans fatigues, voici le conseil que nous donnerons, si la maladie est au début :

Pendant l'été, aller se soumettre au régime des eaux sodiques allemandes, ou des bains de mer situés dans le Nord.

Passer l'automne à Nice, de préférence aux autres villes du Midi.

Séjourner pendant l'hiver à Malaga (Espagne) ou à Madère.

Revenir au printemps à Nice, et l'été chez nous. De cette façon le malade se sera trouvé pendant toute une année soumis aux climats tempérés, et si au retour, nous ne le croyons pas encore bien, nous lui ferons recommencer sa pérégrination. En commençant ainsi par le séjour des climats du Nord pendant l'été, on pourra entretenir son malade sous des ciels toujours doux, comparativement à ceux qu'il viendra de quitter.

Mais nous ne conseillerons que bien rarement, et dans des cas tout à fait exceptionnels, ces voyages à ceux qui auront des tubercules qui exigent les soins assidus du praticien, et non du premier praticien venu.

Au reste, nous nous rallions complétement aux idées de M. Ma-

____

(1) *Bulletin de l'Acad. de Méd.,* t. III; 1835.

cario (1), qui fait remarquer que l'influence favorable des pays chauds, et particulièrement de Nice, se borne à conjurer des prédispositions et à combattre les premiers symptômes.

Une chose dont on fait grand bruit au sujet des différentes localités que l'on peut choisir comme lieu de résidence, c'est la différence énorme qui existe entre la température du jour et celle de la nuit. Cette différence est souvent grande, c'est vrai ; mais a-t-elle prise sur les malades ? Nous ne le croyons pas. Lorsque l'hiver nous passons une journée avec une température moyenne, 8° par exemple, qu'il survient de la gelée pendant la nuit, et que, le matin, nous recommençons une journée dont la température moyenne sera encore 8°, croit-on que nous en ayons beaucoup souffert ? Évidemment si nous passions nuit et jour à la belle étoile, nous serions sous le coup direct de ces différentes variations ; mais, le soir, au lieu d'avoir un petit feu, nous en avons allumé un plus grand, toutes les ouvertures ont été calfeutrées, nos couvertures ont entretenu notre chaleur, et, au matin, nous avons été tout surpris d'apprendre qu'il a gelé pendant la nuit. Ce qu'il faut, c'est ne pas s'exposer à ces variations brusques. Et avec de la prudence, on ne trouve pas autant de différence qu'on veut bien le dire entre le séjour de telle ville et celui de telle autre ville, située sous la même latitude. Seulement ici on pourra vivre sans soins, là il faudra prendre des soins hygiéniques. Donc, tout en reconnaissant la valeur médicatrice des pays chauds, ou plutôt des pays à température constante et chaude, nous pensons qu'il ne faut pas se faire des craintes chimériques, lorsque l'on voit son malade forcé d'habiter un endroit moins bien partagé par sa position géographique ; il n'y a qu'une chose à faire, c'est d'avoir plus de soins.

B. Nous ne dirons que quelques mots au sujet de la lumière. On

---

(1) Mémoire adressé à l'Acad. de Méd. (séance du 9 obtobre 186♥).

a remarqué que les mineurs séparés du soleil pendant une énorme partie de leur existence succombent de bonne heure, et, le plus souvent, à la tuberculisation pulmonaire: bien que, outre ce manque de lumière, il y ait encore là de grandes causes au développement des tubercules, on ne peut nier la valeur de cet agent comme prophylactique. Si, en tout cas, la privation du soleil n'entraînait pas par elle seule la tuberculisation, on devrait toujours reconnaître qu'elle amène l'anémie, les fièvres, l'affaiblissement général, ce qui fait dire que les gens s'étiolent comme les fleurs conservées dans les caves: chacun sait qu'ils sont alors sous le joug de toutes les maladies possibles, et surtout sous celui des affections chroniques, dont le tubercule occupe le premier rang.

Nous dirons donc :

Tout sujet susceptible de tuberculisation, et, à plus forte raison, tout sujet tuberculeux, doit rechercher une insolation modérée.

§ II. Circumfusa. *Atmosphère, terre, eau, air pur et humide, éloignement des centres.* — A. *Atmosphère.* La pesanteur de l'atmosphère varie avec les différents lieux, et l'on trouve des endroits où elle est plus constante que dans d'autres; ces lieux sont le voisinage des bords de la mer surtout. Donc, puisque nous savons que les hauteurs barométriques ont une influence marquée sur la respiration qu'elles activent ou diminuent, nous chercherons à ordonner le séjour des endroits où ces variations sont le moins sensibles, et comme ces lieux sont justement ceux que nous avons conseillé d'habiter il y a un moment, nous n'avons qu'à renvoyer à ce passage des *imponderata.*

Pinel (1) n'établissait pas ainsi son choix pour la demeure de ses phthisiques : «Si, dit-il, le phthisique est doué d'une constitution irritable et spasmodique, il faut lui conseiller d'habiter *les vallées, les*

----

(1) *Nosographie physiologique*, p. 363.

lieux bas et humides, l'usage des boissons émulsionnées, des fruits bien mûrs, des farineux, du lait coupé avec de l'eau d'orge ou de gruau d'avoine; l'éloignement des passions vives, les jouissances domestiques, la musique, les bains tièdes.

« Est-il disposé aux affections catarrhales et d'un tempérament lymphatique, il doit préférer un lieu élevé, respirer un air pur, voyager, *naviguer,* aller à cheval, faire de l'exercice sans s'exciter, respirer des vapeurs aromatiques, ouvrir quelque exutoire, éviter un sommeil prolongé, user sans abuser du vin, avoir une nourriture succulente et tonique. »

D'un autre côté, Demalet prétend que le voisinage des bois est toujours dangereux pour les phthisiques : « Il s'y dégage de l'air vital, dit-il, et il s'y passe des phénomènes électriques dont l'influence se fait sentir sur le système cutané interne et externe.

« Le phthisique ne doit pas habiter les lieux élevés, parce que sous le même volume d'air il y a plus d'oxygène. On doit aussi s'éloigner d'un endroit bas où il s'opère des mouvements fermentescibles.

« Il faut préférer un pays sec, un peu élevé, à l'abri des vents du nord et dont l'horizon n'est pas circonscrit par des forêts ; y joindre la promenade à pied, à cheval, en voiture ; éviter le sommeil prolongé. »

Nous avons également vu M. le Dr Boudin vanter le séjour des pays marécageux, trouvant une incompatibilité bien marquée entre les fièvres intermittentes et la pneumonite tuberculeuse en particulier. Mais nous savons aussi combien il faut en rabattre des prétentions de tous ces auteurs, et sans adopter complétement les idées de Demalet ou de Pinel, nous en forgerons avec celles prises et chez l'un et chez l'autre.

Ainsi nous dirons : *le tuberculeux doit habiter un air pur, préférer les bords de la mer ou la navigation ; éviter les lieux marécageux bas, et se mettre à l'abri des vents du nord.*

Nous ne reviendrons pas ici sur ce que nous avons dit à propos des habitations sur le bord de la mer et de la navigation, on sait que nous avons recommandé l'un et l'autre en parlant des eaux de mer, et en cela nous avons encore suivi les conseils de Celse, qui préconisait aussi les voyages maritimes.

§ III. Ingesta. *Aliments, laits, condiments, petit-lait.* — L'alimentation des tuberculeux a de tout temps attiré l'attention des médecins, et tous aujourd'hui sont à peu près d'accord pour prescrire des substances nutritives capables de soutenir l'économie, d'entretenir la calorification et d'aider ainsi à la réussite du traitement mis en vigueur, lorsque les tubercules se développent à l'état chronique sans provoquer de réaction inflammatoire bien marquée.

Le lait, aliment par excellence, comme l'enseigne la physiologie, a été placé au premier rang depuis une suite de siècles considérables, et l'on soumettait au régime lacté presque tous les malades, attendant les plus heureux résultats de cette alimentation particulière. Hippocrate le recommande. Galien (1) suit cet exemple, et on le trouve indiqué dans l'école de Salerne, où on lit (2) :

> Lac heticis sanum : caprinum post chamelinum ;
> Postque jumentinum chamelinum, et post asininum ;
> Ac nutritivum plus omnibus est asininum.
> Plus nutritivum vaccinum sit et ovinum ;
> Si febriat, caput et doleat non est bene sanum.

ou bien (3) :

> Lac heticis sanum caprinum, post camelinum,
> Ac jumentinum plus omnibus est asininum.
> Plus nutritivum vaccinum, sic et ovinum.
> Si febriat, caput aut doleat, non est bene sanum

---

(1) *Methodus medendi*, lib. v, cap. 12.

(2) *Flos medicinæ Salerni*, édit. du Dr de Renzi ; Naples, 1859.

(3) *Art de conserver sa santé*, par l'école de Salerne, § 49, traduct. in-8e B. L. M. ; Paris, 1753.

Areté, Wepfer, Morgagni, ont prescrit avec succès de remettre les phthisiques à la mamelle ; mais ils avaient soin de dire qu'il fallait choisir des nourrices pleines de santé et capables de fournir un lait abondant.

Sydenham prétend, au contraire, que l'usage des substances animales doit aigrir la toux, comme elles aigrissaient la toux catarrhale épidémique qui a régné en 1675. Par conséquent, d'après lui, ces mêmes substances animalisées doivent exaspérer les symptômes de la phthisie, et comme le lait est une de ces substances, on doit le proscrire.

Si Sydenham avait entendu parler seulement de la pneumonite aiguë, nous comprendrions sa proscription ; mais, dans la tuberculisation pulmonaire chronique, nous ne nous en rendons pas compte. Il en est de même des idées émises par Stoll (1), qui rejette aussi le lait, et le lait de femme entre autres, comme le font Raulin, Portal, Bonafox de Mallet, qui le regardent, eux, comme trop peu nutritif et prédisposant au dévoiement. Sur ce dernier chef, ils ont souvent raison, car on trouve bien des sujets chez lesquels le lait produit l'effet d'un doux purgatif ; mais nous croyons qu'il faut plutôt attribuer cela à la mauvaise qualité du lait que nous employons journellement. Au surplus, le lait de femme a un autre inconvénient, il peut placer en contact trop immédiat deux êtres de sexe différent qui peuvent finir par avoir des relations plus intimes, nuisibles au lait de la nourrice et encore plus au malade. Néanmoins ce genre d'aliment peut ne pas être à dédaigner lorsqu'on veut l'ordonner chez des jeunes filles ou des jeunes femmes, qui ne se trouvant plus sous le coup de la fâcheuse influence dont nous parlions ; influence qui peut même se faire sentir chez l'homme d'une façon latente, sans qu'il y ait réunion complète des deux individus, seulement par excitation de l'esprit.

---

(1) *Rat. med.*, pars 1, p. 75, 128, 129, 130.

Le lait entre aussi dans presque tous les traitements particuliers, dont nous parlerons plus loin ; en première ligne, on trouve toujours le lait de femme, puis celui d'ânesse, dont le goût et l'odeur ressemblent au premier ; enfin viennent les laits de jument, de chamelle, de brebis, de chèvre, suivant les pays où l'on prend les observations.

De Mallet reconnaît que le lait de femme est le plus léger, et qu'en général tout bon lait peut être donné dans la pththisie, puisque c'est un aliment tout fait qui ne fatigue pas l'économie à l'animaliser.

Pinel recommande le laitage, tout en prescrivant l'usage des fruits doux et sucrés, comme les fraises, les cerises, les oranges, le raisin, les aliments sucrés, qui produisent d'heureux effets si on seconde ce régime par l'exercice, l'équitation, le séjour à la campagne, etc.

Aujourd'hui le lait d'ânesse est celui que l'on prescrit le plus volontiers ; malheureusement on ne peut se le procurer aussi bon qu'il devrait être ; les âniers possèdent mille moyens pour faire rendre à leurs bêtes des quantités de lait beaucoup plus grandes que la quantité normale, et tout en augmentant en volume, le lait finit par perdre en qualité. Mais, pour en arriver au lait, il faut généralement que le malade soit bien gravement atteint. Si ses forces sont encore bonnes, si son tube digestif n'est pas trop fatigué, on préfère lui ordonner les viandes rôties et le vin de Bordeaux ; l'huile de foie de morue, aliment très-substantiel sous un très-petit volume, et en général toutes les substances capables de maintenir les forces de l'économie sur un bon pied.

C'est surtout à M. Roche que l'on doit d'avoir eu l'idée de donner un régime animal, du vin généreux et quelques toniques.

Nous notons encore pour mémoire le lait iodé, que nous avons examiné en parlant de l'iode.

Les limaçons et les huîtres ont trouvé leur place dans l'alimentation tuberculeuse. Dioscoride faisait avaler les premiers vivants. Sennert, après en avoir parlé tout un chapitre, finit par les regarder comme peu utiles. M. Chrestien, de Montpellier, avait une certaine confiance en eux.

Quant aux huîtres, nous les regardons comme un bon aliment ; en effet, elles renferment de l'eau de mer, et partant du sel marin, ce qui les rend convenables dans les cas de développement des tubercules ; elles sont gélatineuses, peu cohérentes, de digestion facile, et de plus contiennent de l'iode. Tous ces principes y sont, il est vrai, en parties bien minimes, mais il faut se souvenir que rien ne se perd dans notre économie. Aussi croyons-nous que celui qui pourrait avant son repas en prendre chaque jour une demi-douzaine, se trouverait bien de ce genre d'alimentation.

Les condiments tels que le sel, le beurre, les huiles, le sucre, ceux acides, comme les cornichons, l'oseille, les tomates, le citron, conviennent en général lorsque le tempérament fait craindre l'éruption d'une affection tuberculeuse. Ils relèvent le goût des aliments et les font accepter ; ils augmentent la sécrétion du suc gastrique, aident ainsi à la nutrition et partant à la calorification. Mais, lorsque la présence des tubercules est constatée, il faut se contenter des premiers et rejeter complétement les seconds, surtout si la tuberculose prend la forme pulmonaire.

N'est-ce pas ici le moment de parler de la cure de la pneumonie tuberculeuse au moyen du petit-lait?

Baumes nous raconte que le Dr Gellei avait établi en Autriche un établissement champêtre, pour le traitement des phthtisiques, au moyen du petit-lait de chèvre et de brebis préparé de certaines façons.

Gilchrist et les médecins anglais préfèrent le petit-lait de beurre ; et, bien qu'au dire de M. Bricheteau, Richard Mead eût adopté l'usage du petit-lait pour ses phthisiques, nous n'avons pu constater que ceci : *lac, quoque bibendum est, præsertim asininum ;* et encore ces mots sont-ils écrits en italique pour recevoir toute l'importance que Mead y attache.

Bayle reconnaît très-bien que le petit-lait est un pectoral adoucissant sur lequel il ne faut pas compter pour obtenir la guérison.

Dans ces derniers temps, les cures de petit-lait et de raisin ont repris de la vogue en Allemagne et en Suisse (1).

Nous admettons parfaitement que les personnes soumises au petit-lait et au raisin ont dû en éprouver de bons effets, mais nous pensons qu'il ne faut pas attribuer à ce genre d'alimentation spéciale tous les résultats obtenus ; c'est surtout ici qu'il faut tenir compte du séjour à la campagne, des règles hygiéniques bien observées, du repos, de la distraction, de la tranquillité d'esprit, en un mot, de toutes ces choses que l'on rencontre là où l'homme est débarrassé des soucis inhérents à l'existence.

Le petit-lait par lui-même est émollient ; de plus il est laxatif. Or nous avons vu que les émollients et les purgatifs ont donné parfois des résultats assez sensibles, pour en imposer et faire croire à des guérisons générales. Néanmoins, on trouve certaines-personnes qui ne peuvent le supporter, à cause de la trop grande susceptibilité de leurs organes digestifs, et à peine l'ont-elles ingéré, que des coliques et de la diarrhée se manifestent.

Quant au raisin, nous avons vu que Pinel le recommandait comme substance sucrée et partant nutritive. Il joint à cette propriété celle d'entretenir la liberté du ventre ; ce n'est donc pas une mauvaise chose, mais ce n'est pas non plus un spécifique.

Bref, tous les aliments que nous venons de passer en revue sont bons, aucun ne peut produire d'accidents graves, si on le donne en tâtant la susceptibilité des organes digestifs ; mais, de tous, le meilleur est constitué par la viande rôtie, et en fait de raisin, nous pensons que c'est son jus que l'on doit préférer, sauf toujours les cas où l'on a à traiter un malade arrivé au dernier degré de la maladie, et chez lequel les forces sont presque nulles. Enfin, dans tous les cas, la digestion doit être surveillée attentivement, les mets doivent être

---

(1) *L'Union médicale,* 7 février 1860.

choisis, les heures des repas réglées; car si la digestion se ralentit, elle fatigue l'estomac et produit la flatulence, affaiblit l'organisme et aide au développement des tubercules, par suite du ralentissement de la circulation, de l'appauvrissement et du refroidissement général de l'individu.

Quoi qu'il en soit, le sujet chez lequel les tubercules ne seront pas encore éclos, mais qui sera sous le coup de leur éclosion, devra surtout adopter la manière de se nourrir des naturels du pays qu'il habitera. S'il va chercher dans le Midi un climat plus chaud, il devra supprimer doucement les fortes proportions d'aliments comburants qu'il prenait dans le Nord ; les graisses, les alcooliques, devront surtout diminuer. C'est, du reste, au médecin de l'endroit choisi par le malade qu'incombe le soin de guider les sujets dans leur nouvelle manière de vivre. On ne peut poser en principe la conduite à tenir partout, l'hygiène de chaque pays n'étant pas la même ; là où la latitude peut faire penser que les aliments gras doivent être supprimés, l'altitude, au contraire, exige leur conservation ; et comme chaque ville, chaque village varie de latitude et d'altitude, chacun a ses règles hygiéniques propres.

Règle générale. L'alimentation doit être réglée sur la dépense et les forces du malade.

§ IV. EXCRETA. *Sécrétions intestinale, rénale, cutanée, pulmonaire et utérine.* — Les excrétions constituent des fonctions que l'on ne doit pas perdre de vue dans la tuberculose.

Dans toutes les manifestations de cette maladie, nous avons vu les auteurs, tant anciens que modernes, s'attacher surtout à la sécrétion intestinale, que beaucoup ont tenté d'exagérer pour obtenir une réaction favorable. Sans pousser aussi loin l'application des principes, nous dirons qu'il faut surveiller attentivement les fonctions des intestins. On devra s'attacher à produire une selle par jour chez

son malade, afin de ne pas laisser s'accumuler des matières fécales
dans les voies inférieures, où elles finiraient par causer une irritation capable d'amener la diarrhée.

Est-ce au moyen des purgatifs que l'on doit arriver à ce but?
Evidemment non. C'est en sachant associer les aliments de telle façon, que l'on ne donnera pas pendant quelques jours de suite des
substances échauffantes, pour ne faire absorber ensuite que des
fruits doux ou des mets sucrés. L'alliance de la viande, des légumes et des fruits bien mûrs, maintiendra généralement un état convenable; et si la constipation se manifestait en supprimant un jour
la viande, pour ne donner que des légumes et des fruits, on arrivera
à rétablir l'équilibre : de même, si la diarrhée se déclarait, on la
combattrait efficacement par la suppression des substances herbacées
et des fruits. Mais il faut pour cela que ces phénomènes ne soient
pas liés à un état inflammatoire tuberculeux de l'intestin.

La sécrétion des reins doit aussi attirer notre attention. Il faut
l'entretenir d'une manière convenable; et sans employer de médicaments bien actifs on atteint ce but, en remplaçant tantôt le vin
rouge du malade par du vin blanc, ou en coupant sa boisson avec
une légère décoction diurétique, et surtout en donnant assez de
boissons dans le courant de la journée. Les anciens, qui s'attachaient
aussi beaucoup aux substances diurétiques, nous en ont laissé une
longue liste, parmi lesquelles on pourra choisir les plus doux, si le
besoin s'en fait sentir.

En parlant des bains, nous avons dit quelques mots des fonctions
de la peau, mais il n'est pas de trop d'y revenir ici, car si une sécrétion doit surtout être maintenue, c'est bien celle-là, qui, vu la
surface sur laquelle elle se produit, devient énorme et renferme
dans l'économie un tas de matériaux inutiles lorsqu'elle vient à se
supprimer. Pour la conserver dans des rapports convenables, on
aura soin de soumettre le sujet aux bains, pris avec une extrême
précaution, aux frictions sèches ou légèrement irritantes; l'hydro-
térapie donnera dans ces cas d'excellents résultats; seulement on

devra n'employer que les frictions ou les lavages partiels lorsque la maladie sera arrivée à un degré assez avancé. C'est alors que les papiers chimiques, les vêtements de flanelle, seront bien à propos : ils entretiendront une peau graisseuse au moyen de l'enduit sébacé, qui, tout en ne permettant pas la dessiccation de la surface corporelle, l'isolera néanmoins de l'air extérieur.

L'exhalation qui se fait à la surface des bronches doit aussi attirer l'attention du praticien : il doit s'attacher à combattre tout ce qui peut la rendre ou trop forte, ou trop faible, soit, par cause d'inflammation, soit par rétention des mucus sécrétés dans les tuyaux bronchiques. Nous avons dit déjà quels avantages offre le tartre stibié pour combattre les états inflammatoires ; les fumigations émollientes, les inspirations et les expirations forcées, viendront s'opposer à l'accumulation des mucus. C'est surtout à la rétention du pus dans les cavernes, qu'il faut opposer quelques moyens puissants et les vomitifs à la rigueur, si les forces le permettent, pour arrêter l'empoisonnement lent, qui tend à se produire et à s'ajouter à l'infection générale de l'économie par les tubercules.

Une sécrétion, à laquelle on ne fait peut-être pas assez attention, est celle que produit l'utérus, et que l'on désigne sous le nom de *flueurs blanches*. Nous avons entendu M. le professeur Trousseau nous dire, qu'il a vu des pneumonites tuberculeuses succéder à l'arrêt trop brusque de ces pertes journalières. Que l'on ne pense pas que nous nous opposerons à la suppression des flueurs blanches ; loin de nous cette pensée ; mais nous voudrions qu'on arrive à se débarrasser de ce fléau, d'une façon lente et graduelle, qui ne puisse pas provoquer de réaction sur un autre point de l'organisme.

§ V. APPLICATA. *Vêtements, gilets de flanelle, emplâtres, taffetas, papiers chimiques.* — Les vicissitudes atmosphériques, qui se font sentir sous toutes les latitudes, bien qu'à des degrés différents, nous forcent à couvrir notre corps de vêtements plus ou moins chauds, et plus ou moins bien faits, hygiéniquement parlant.

En général, même chez les tuberculeux, les vêtements doivent être légers en été et chauds en hiver. Mais ces conditions veulent être remplies avec soin, de façon que le malade ne puisse pas souffrir des variations de température. Ainsi voyons-nous chaque jour, sur le littoral maritime surtout, les personnes soucieuses de leur santé faire ce qu'elles appellent trois toilettes par jour, afin de se soustraire au froid du matin et du soir, et à la chaleur trop forte du milieu du jour.

Tout individu menacé d'affections tuberculeuses doit se soumettre aux vêtements de laine de la tête aux pieds. Presque tous les auteurs s'accordent à leur donner les plus grands éloges, sous le rapport de leurs avantages. Rumfort, Hufeland, leur reconnaissent beaucoup d'utilité, mais celui de tous qui la recommande le plus chaleureusement, c'est le Dr Willich. En effet, ce genre d'habillement maintient la chaleur autour du corps ; par son frottement il produit une irritation locale cutanée qui entretient la perspiration ; il ne condense pas la transpiration, la vapeur d'eau peut le traverser d'autant plus facilement que son tissu est plus lâche. Enfin, même lorsque la laine est imprégnée de sueur, elle ne produit pas cette sensation de froid que l'on ressent toujours avec la toile ou le coton.

Demalet la recommandait, ainsi que les frictions, non-seulement pour les causes que nous venons d'énumérer, mais aussi parce qu'il voyait dans ce moyen une manière de renouveler l'épiderme, et surtout parce que l'irritation produite localement diminuait, suivant lui, la sensibilité intérieure.

Nous conseillerons donc à tout individu susceptible de voir se produire chez lui des tubercules, l'usage d'un vêtement de laine appliqué directement sur la peau. Les chaussettes ou les bas de laine auront surtout l'avantage d'éviter ces froids de pieds, auxquels on est si souvent redevable de bronchites intenses, qui viennent déterminer la sécrétion des tubercules dans le tissu pulmonaire. Le gilet de flanelle tiendra aussi une large place dans le costume, et bien que le caleçon de même étoffe soit moins utile, il est pourtant bon de s'y accoutumer.

Nous ne pouvons passer sous silence le cruel abus du corset : bien des auteurs ont déjà essayé de le détruire, et bien que chacun en particulier reconnaisse ses terribles effets, personne ne veut l'abandonner. Nos campagnardes elles-mêmes, qui avaient eu l'esprit de s'en passer bien longtemps, s'en affublent à leur tour : pourtant il n'est peut-être pas d'usage plus funeste dans la pneumonite tuberculeuse en particulier. Repoussons donc tous ces liens qui emprisonnent le corps, et imitons les anciens qui donnaient à leur individu toute la latitude possible, pour obtenir son bon développement.

Les emplâtres et les taffetas ont tenu et tiennent encore leur place dans les différents traitements de la tuberculose. Les premiers sont appliqués sur la peau, souvent pour produire une légère irritation ou pour agir comme les seconds, en produisant un bain de vapeur local, favorisant les sécrétions locales, et conservant la chaleur là où ils sont appliqués. En résumé, ce sont de faibles palliatifs qui servent surtout à faire prendre patience aux souffrants. Le papier chimique rentre dans leur catégorie, mais il a de plus pour lui qu'il est moins ennuyeux pour le malade et isole aussi bien de l'air extérieur.

§ VI. GESTA. *Gymnastique, équitation, sommeil.* — La gymnastique a été de tout temps préconisée, comme un excellent moyen de s'opposer à la création d'états morbides chroniques. Il est tellement bien avéré que, sous son influence, l'organisme se développe mieux, que les fonctions s'accélèrent et se régularisent, que nous n'insisterons pas sur ces faits ; nous passerons de suite aux exercices qui ont surtout été recommandés comme étant les plus efficaces pour combattre la tuberculose.

Contre la scrofule tuberculeuse, tous les genres d'exercice sont bons, marche, saut, natation, équitation, course, etc., si toutefois

on n'abuse pas de ces moyens. Il en est de même de l'état général
faible chez lequel on redoute l'apparition de tubercules. Mais lorsque
l'on arrive à la pneumonite tuberculeuse, les exercices à conseiller
ne sont plus les mêmes ; la course, le saut, la natation, la danse, la
chasse, etc., doivent être sévèrement proscrits, parce qu'ils fatiguent
trop une économie déjà faible et l'exposent à de trop nombreuses
causes de réfroidissement.

L'équitation et la navigation ont été mises au premier rang des
exercices à prescrire dans les cas de tuberculose pulmonaire.

Oribase (1), à propos de l'équitation, s'exprime ainsi : ...... *Sed
thoraci exercitatio hæc est infensissima ;* ce qui est loin de le
mettre d'accord avec Sydenham (2), qui place l'équitation prolongée
dans le traitement de la phthisie sur le même rang que le quinquina
dans le traitement des fièvres intermittentes, ou du mercure dans
la vérole. Il est même partisan de la course (3), mais il met l'équitation au-dessus de tout : «Avec elle, dit-il (4), le malade peut se
passer de mettre en usage tous les médicaments que je prescris à
ceux qui ne prennent pas cet exercice. » Et notons ici que son traitement consiste en une saignée au début, des purgatifs pendant trois
jours, du sirop diacode contre la toux et 20 gouttes de baume blanc
(de la Mecque) après l'effet de chaque purgation. Il prétend que
plusieurs de ses parents se sont guéris par l'habitude de l'équitation.
Ses diagnostics étaient-ils bien exacts ?

Hoffmann interdisait cet exercice à ceux qui avaient des hémoptysies, et nous comprenons aisément toute l'opportunité d'une telle
recommandation en pareil cas.

---

(1) *Loc. cit.,* lib. vi, cap. 24.

(2) *Opuscula omnia, dissertatio epistolaris ;* Lipsiæ, 1695, p. 528; Amsterdam,
1683, p. 477.

(3) *Epist. ad Dr Col.,* an 1705.

(4) Sydenham, traduct. de Baumes, p. 238 ; Montpellier, 1816.

Pierre Desault, de Bordeaux (1), s'appuyant sur les autorités de Sydenham et de Baglivi, ordonnait aussi l'équitation aux phthisiques, mais il y arrivait progressivement : d'abord il faisait promener ses malades en voiture, puis, petit à petit, il ne leur permettait plus que l'exercice du cheval.

Il nous serait bien difficile d'apprécier pratiquement ce genre de gymnastique, que nous n'avons jamais vu appliquer. Théoriquement nous pensons qu'il peut avoir une certaine valeur, alors qu'il n'y a pas encore de tubercules logés dans les poumons, parce qu'il produit une action que l'on a tâché de développer autrement, l'inspiration et l'exhalation forcée; de plus, ce genre d'exercice ne peut être pris dans un milieu renfermé; il a donc encore l'heureux avantage de maintenir au grand air, pendant plus ou moins de temps selon la prescription, un sujet qui a besoin d'air pur.

Mais à ce genre de travail, nous préférons la navigation. Nous avons dit quels maîtres l'avaient ordonnée et quels effets nous lui attribuons. Tout, là, contribue au bien-être du malade, l'air pur et rafraîchi par l'évaporation de l'eau salée et iodée, la pression constante de l'atmosphère, la température ordinairement douce, si l'on a soin de naviguer dans des lieux tempérés, le régime alimentaire bien réglé, le roulis du navire qui procure un exercice passif, la suppression des plaisirs de l'amour, tout, jusqu'au mal de mer qui vient vider les bronches, s'enchaîne pour constituer un genre de traitement que le médecin n'a plus qu'à aider.

Quelques auteurs se sont appliqués à vouloir combattre le sommeil dans la pneumonite tuberculeuse. Beunet s'écrie : *Sic somnos sopororos ut pestem fugere.* Demalet admettant, comme Cabanis, que le sommeil n'est qu'un reflux des puissances nerveuses vers le cerveau, où elles se retrempent, veut qu'on laisse peu dormir les phthisiques, afin d'éviter au réveil le retour de la sensibilité pulmo-

---

(1) *Dissertation sur la phthisie;* Bordeaux, 1733.

naire. La théorie de cet auteur est peut-être fort spécieuse , mais elle ne peut tenir un instant, aujourd'hui surtout, lorsqu'on la voit donner pour preuve de l'accumulation nerveuse pendant le sommeil, la toux et les gros crachats qui sont rejetés au réveil. Demalet s'abuse tellement à ce sujet, qu'il propose, énorme contradiction, de combattre l'état nerveux régénéré par l'usage des narcotiques.

Dans ces derniers temps, M. le Dr Aussandon, ayant remarqué que c'est surtout entre le coucher et le lever du soleil que les symptômes, chez les tuberculeux pulmonaires, sont portés au plus haut degré, a pensé qu'il serait utile de faire reposer les malades pendant le jour et de les tenir éveillés pendant la nuit.

Repose-t-on aussi bien le jour que la nuit ? Nous voulons bien le croire, si on peut se mettre dans les mêmes conditions de tranquillité ; mais, à moins de se retirer dans un désert, nous ne voyons pas trop comment on pourra éviter les nombreux bruits extérieurs du jour ; bruits d'autant plus grands que les centres de population seront mieux habités, et c'est là justement où le tubercule sévit surtout. Donc, à moins d'être assez riche pour pouvoir créer le vide autour de soi, ce genre de traitement n'est pas admissible. Mais, en admettant qu'il le soit, à quoi servirait-il ? Est-ce que l'on ferait, par ce moyen, disparaître les sueurs qui ont lieu pendant le sommeil ? Comment le croire, quand nous avons vu de pauvres tuberculeux obligés de changer de chemise au milieu du jour, parce qu'ils avaient goûté après leur déjeuner un instant de sommeil. Éviterait-on les quintes de toux du matin ? Mais ces quintes sont causées par l'accumulation de mucus dans les bronches pendant le repos du sommeil, et, que ce repos ait lieu pendant la nuit ou pendant le jour, l'accumulation ne s'en fera pas moins, le rejet aura lieu également, mais l'heure seule en sera changée. La fièvre disparaîtra-t-elle ? Pas davantage : au lieu peut-être de se montrer vers le soir, elle aura lieu le matin, et voilà tout.

Ainsi, de cette pratique, on ne pourrait retirer qu'un changement

dans les heures des crises et une augmentation de fatigues pour ceux
qui environneraient les malades.

Selon nous, il ne faut pas agir contrairement aux lois de la nature lorsque l'on veut arriver à la guérison d'une affection. La nuit
est faite pour dormir; prescrivons le sommeil pendant la nuit. Lorsqu'une heure convenable, comme neuf heures, est arrivée, tâchons
que le silence règne autour de notre malade, et que le sommeil
vienne réparer ses forces; mais aussi, lorsque son sommeil se sera
prolongé huit ou neuf heures, tirons-le de son engourdissement et
ne lui permettons pas de s'y plonger de nouveau pendant les heures
de la journée. Celui qui veille le jour dort mieux la nuit.

Nous croyons inutile d'élever la voix contre les veilles qui ne
peuvent que troubler l'état naturel.

§ VII. GENITALIA. — Une plaie de notre organisation sociale, les
excès vénériens, fournit un large tribut aux affections tuberculeuses.
Des hommes nés forts et vigoureux arrivent à 25 ans à peine capables de procréer des êtres chétifs, que leur état malingre va lancer
dans le monde, avec toutes les conditions nécessaires pour être atteints
par les tubercules. D'autres, d'une constitution ordinaire, finissent
par s'user tellement par les pertes spermatoïdes, qu'ils laissent le
champ libre à la tuberculose sur leur propre corps. Évidemment,
dans ces cas, on ne peut que déplorer l'état de choses, tout en con-
seillant d'y renoncer.

Une vaste question, qui a occupé bien des esprits, est celle qui
a rapport aux mariages entre gens capables de procréer des enfants
probablement voués au tubercule.

Les auteurs du *Compendium de médecine* se sont largement mis
à l'œuvre sur cette question, et nous avons le regret de ne pas être
complétement de leur avis. Dans le passage auquel nous faisons allusion, on peut voir l'idée de créer des haras humains, de parquer
hommes et femmes, et de ne permettre qu'à certains moments les

rapprochements sexuels. Nous passerons de suite aux conclusions de cet article.

«..... Le médecin ferait disparaître la cause la plus commune de la maladie (phthisie) en empêchant le mariage :

«De tout individu portant actuellement des tubercules crus dans les poumons, bien qu'il ait quelquefois toutes les apparences de la santé la plus florissante ;

« De tout individu trop jeune ou trop âgé ;

«Entre deux individus séparés par une grande disproportion d'âge, de force, etc. ;

« Entre deux individus lymphatiques, surtout s'ils appartiennent à la même souche ;

«Entre deux individus ayant chacun des phthisiques dans sa famille. »

Tout d'abord en reconnaissant toute la justesse de la première indication, nous nous demanderons s'il y a beaucoup d'individus portant des *tubercules crus* qui aient les apparences de *la santé la plus florissante*. Quoique jeune encore, nous avons vu de ces individus porteurs de tubercules crus; ils vaquaient à leurs affaires, mais sur leur visage on lisait le mot *tuberculose* écrit en teinte jaune, en amaigrissement, en ce nous ne savons quoi, que l'on appelle *facies spécial;* jamais dans ces cas nous n'avons rencontré de santé florissante; néanmoins nous nous plaisons à reconnaître qu'il peut y en avoir, toute règle ayant ses exceptions.

La loi en fixant 18 ans révolus pour l'homme et 15 ans pour la femme, pour autoriser le mariage, a, nous croyons, fort bien jugé le cas que prévoient les auteurs dont nous parlons. Ce qu'il faudrait, c'est que des convenances sociales ne jettent pas les hommes dans les bras de la prostitution jusqu'à 30 ans, pour les ramener ensuite épuisés auprès de leurs jeunes femmes. Sans doute, 18 ans chez un homme et 15 ans chez une femme sont des âges bien tendres encore; mais ne vaudrait-il pas mieux avoir un épuisement de quelque temps, de quelques mois, qu'un épuisement d'une dizaine d'années?

Évidemment, l'accoutumance de deux individus les fait se régler en amour comme en toute autre chose, tandis que des courtisanes toujours nouvelles forcent l'homme à des exploits, qui ne sont pas sans porter une grave atteinte à sa santé, et sans préparer chez lui le terrain convenable à l'éclosion des tubercules.

Quant à l'article 4, il semblerait, d'après lui, que l'individu issu de père et mère lymphatiques soit voué infailliblement au tubercule. Nous n'osons pas le croire. Que les enfants nés de ce mariage soient plus aptes à devenir tuberculeux, c'est vrai; mais qu'ils le deviennent fatalement, nous n'y croyons pas. Or, du moment où il n'y a pas une certitude à poser, il n'y a pas lieu d'établir une défense absolue. De plus, nous pensons que l'on sera bien plus en droit de s'attendre à voir naître des tubercules chez les enfants nés d'un homme à tempérament sanguin, mais à ancêtres tuberculeux, et d'une femme lymphatique sans ancêtres de même nature; et pourtant les auteurs du *Compendium de médecine* ne défendent pas ce mariage. Du reste, si chacun voulait remonter dans sa généalogie, nous doutons fort qu'il y ait une famille qui ne trouve pas de tubercules dans son arbre généalogique.

Bien que les conseils émis plus haut soient excellents au fond, comme conseils et non comme loi, nous croyons que ce n'est pas du mariage entre tel et tel qu'il faut surtout s'occuper, mais du moyen de rendre la vie hygiénique, et de supprimer les abus des plaisirs vénériens.

Disons encore que les mariages ont été regardés comme mauvais entre les descendants d'une même famille, et cela à juste titre. Combien en a-t-on vu ainsi amener l'extinction d'une race illustre, qui refusait d'allier son sang à un sang, suivant elle, moins noble?

En résumé, on devra donc défendre à tout individu menacé de tuberculose : 1° les excès vénériens de tout genre, en commençant par l'onanisme; 2° un mariage trop prompt; 3° l'alliance avec une personne de constitution analogue à la sienne, et cela aussi bien chez l'homme que chez la femme, car si cette dernière ne s'épuise

pas autant par les plaisirs vénériens, elle a la grossesse et l'enfante-
ment, qui sont là pour tenir une large place dans la production dé
ses tubercules à venir.

CHAPITRE XVII.

Traitements particuliers de la pneumonite tuberculeuse.

§ 1ᵉʳ. *Traitement de Morton.* — Morton, dont nous avons déjà
passé en revue presque toutes les opinions, instituait son traitement
de la manière suivante :

1ᵉʳ *degré*. Saignée du bras, répétée à intervalles, suivant la force
du sujet et de la maladie.

Après la saignée, un émétique que l'on doit répéter tous les trois
ou quatre jours, à quatre ou cinq réprises, en ayant soin de l'administrer un peu avant le soir, moment surtout favorable selon l'auteur.

Pour faire suite au vomitif, un opiat.

Puis un cathartique. Et comme auxiliaires du traitement général
on trouve l'armée des diaphorétiques, des vésicatoires établis tantôt
sur un point de l'économie, tantôt sur un autre, une foule de drogues et un régime sévère.

2ᵉ *degré*. Saignée seulement s'il y a complication de péripneumo-
nie ; s'appesantir sur les altérants, les pectoraux et les balsamiques.

Ne pas oublier de prescrire les narcotiques et les astringents
contre la diarrhée.

S'il y a quelques accidents du côté du tube digestif, soumettre
ses malades au régime lacté.

3ᵉ *degré.* Altérants, expectorants, balsamiques, les cordiaux et le quinquina surtout. ·

Nous ne reparlerons plus de tous ces moyens, on a vu pendant le cours de ce travail ce qu'il fallait prendre et laisser de ce traitement.

§ II. *Traitement de Fr. Hoffmann.* — Fr. Hoffmann plaçait au premier rang l'usage du lait, soit d'ânesse, soit de chèvre, et conseillait de rendre ce breuvage plus efficace en le faisant devenir médicamenteux, par suite de la nourriture imposée à l'animal qui devait le produire. Nous trouvons là la première indication de ce genre de médication qui, dans ces dernières années, nous a donné le lait iodé.

On devait encore rendre le lait médicamenteux en le coupant avec des infusions de tussilage, de scabieuse, d'aigremoine, de plantain aigu ou de lierre terrestre; et enfin le faire servir de véhicule à presque toutes les autres substances que l'on jugeait convenable d'employer contre le tubercule du poumon ou les symptômes qu'il développait. Il poussait l'usage du lait jusqu'à l'ordonner en bains, avec une certaine quantité de sulfate de potasse, pour calmer l'état aigu.

Comme tous les auteurs de son temps, la saignée faisait partie de son traitement, mais pour combattre l'hémoptysie; il administrait ensuite les laxatifs, les tempérants, les diurétiques, les balsamiques et les opiacés.

Enfin, dans certains cas, il conseillait de suivre le régime de Celse, dans lequel il avait assez de confiance. Ce genre de traitement consistait en voyages sur mer de longue durée, ou l'habitation de climats où l'air fût plus dense; ou bien, si l'on ne pouvait se livrer à la navigation, soit pour une cause, soit pour une autre, en exercices passifs, en repos de l'esprit, en sommeil prolongé, en l'observance de toutes les règles hygiéniques, et enfin en l'usage de boissons aqueuses et de laitage.

Bien que ce traitement soit plus approprié, selon nous, à la pneumonite tuberculeuse qu'aucun de ceux alors en vigueur, nous y trouvons néanmoins bon nombre de moyens sur lesquels nous nous sommes expliqué; nous voulons parler de la saignée, des opiacés, des purgatifs et des balsamiques.

§ III. *Traitement de Robert Thomas.* — Robert Thomas nous présente un résumé de tous les traitements vantés en Angleterre pour combattre la tuberculose pulmonaire.

Au début de la maladie, il faudrait, d'après cet auteur, saigner si l'oppression est considérable.

Le lait de femme, qui a toujours, d'après lui, une grande vertu curative, devra faire la base de la médication; et si on ne peut le donner, au moins faudra-t-il faire tolérer chez le malade le lait d'ânesse.

L'hydrochlorate de chaux, à la dose de 4 grammes par jour d'abord, et de plus ensuite, pourrait empêcher les tubercules de s'enflammer, les faire disparaître ou tout au moins les amender.

On ne doit pas négliger non plus les inspirations d'éther sulfurique. Les malades auront pour habitation un lieu communiquant de avec une étable à vaches. Enfin l'infusion de digitale pourprée, à la dose de 4 grammes de feuilles pour 250 grammes d'eau, serait un remède d'une grande utilité.

Cela n'empêche pas les vertus secondaires de l'hydrochlorate de baryte, de l'hydriodate de potasse, de l'émétique, du sulfate de cuivre; en un mot, de tous les expectorants.

Les balsamiques, et entre autres le copahu, mais surtout la myrrhe, seraient vraiment efficaces contre les ulcérations.

Quant à l'action des climats, le Dr Robert Thomas dit que le passage d'un pays froid dans un pays chaud est utile dans le premier degré de la phthisie, mais nuisible si la maladie est arrivée à sa dernière période.

Quelques auteurs, et entre autres Valleix, n'ont pas compris ce

dernier passage et l'ont regardé comme une opinion singulière.
Pour nous, nous nous expliquons l'idée du médecin anglais, en songeant que dans un pays chaud, il faut développer une force assez
sensible pour résister à la chaleur trop grande. Si, au lieu de pays
chaud, nous eussions trouvé pays tempéré, nous ne pourrions que
nous ranger à l'avis de Valleix ; mais il est probable que M. Robert
Thomas a voulu parler de pays beaucoup plus rapprochés de l'équateur que les nôtres.

Nous aurions bien une foule de traitements particuliers à analy-
ser, mais tous ont passé pièce à pièce dans les chapitres qui précèdent, nous ne pourrions donc que nous répéter inutilement. Nous
examinerons seulement les conclusions d'un mémoire sur la cura-
bilité et le traitement de la phthisie pulmonaire et des tubercules,
lu à l'Académie de Médecine les 18 et 25 octobre 1859, par M. le
professeur Piorry.

§ IV. *Conclusions de M. le Dr Piorry.* — « 1° Les symptômes dé-
signés sous le nom de *phthisie pulmonaire* appartiennent à des états
morbides divers, qui souvent ne sont pas des affections tuberculeuses.

« 2° Ces symptômes sont en général ceux de la septico-pyémie
chronique, ajoutés à ceux d'une affection lente des organes pulmonaires.

« 3° Il y a *un traitement* et non pas *un remède* à employer contre
la pneumophymie, c'est-à-dire contre la tuberculisation des poumons.

« 4° Ce traitement varie à raison des états organiques qui se succèdent, ou coexistent dans la pneumophymie.

« 5° Les indications thérapeutiques découlent ici des états pathologiques existants.

« 6° C'est sur une diagnose anatomique et physiologique très-
exacte, que le traitement général de la pneumophymie peut se
fonder.

« 7° Des soins hygiéniques convenables, des moyens propres à favoriser l'expectoration, sont les agents les plus convenables pour prévenir le développement des tubercules pulmonaires, et pour faire qu'ils ne succèdent pas à des affections des voies aériennes.

« 8° Il est possible que les tubercules à l'état initial soient susceptibles de résorption, et par conséquent disparaissent.

« 9° Il est certain que les respirations profondes, réitérées, diminuent tout d'abord l'étendue des indurations pulmonaires chroniques et des sclérosies périphymiques.

« 10° La respiration des vapeurs d'iode diminue l'étendue du mal et améliore sensiblement l'état du malade.

« 11° L'action de fumer l'iode, quel que soit l'appareil que l'on emploie, est infiniment moins avantageuse que les simples respirations de vapeurs iodiques.

« 12° L'une des premières indications, dans les cas de cavernes tuberculeuses, est d'évacuer la matière pyoïde qui se putréfie, se décompose, et cause ainsi la septico-pyémie, et qui oblitérant les canaux aériens, amène ainsi l'anoxhémie et la mort.

« 13° Le contact des crachats purulents avec la membrane gastro-entérique paraît causer en partie la diarrhée des pneumophymiques, qui ne doivent pas, en conséquence, avaler les crachats qu'ils expectorent.

« 14° Les vapeurs de teinture d'iode ou même simplement les vapeurs alcooliques sont utiles pour empêcher le pus des cavernes de se putréfier et de causer la septico-pyémie chronique ; elles le sont aussi pour obtenir la cicatrisation des cavernes.

« 15° La compression des cavernes superficielles peut avoir de l'utilité.

« 16° Le temps et la pratique, éclairée par la diagnose positive et mathématique, apprendront si l'on peut, dans quelques cas, ouvrir utilement certaines cavernes pulmonaires pour y injecter de l'iode.

« 17° Le phosphate de chaux peut avoir de l'avantage, pour augmenter la tendance des tubercules à devenir crétacés et inoffensifs.

« 18° Enfin une hygiène bien entendue, une nourriture réparatrice, l'usage modéré et prudent du fer, la respiration d'un air pur, qui ne soit ni froid ni humide, etc., sont, dans la curation de la pneumophymie, des moyens de premier ordre et que le médecin ne doit jamais négliger de prescrire. »

Malgré les excellents conseils que nous trouvons dans les lignes qui précèdent, il est pourtant quelques points sur lesquels nous croyons devoir nous arrêter.

Dans la 3e conclusion, le professeur de la Charité dit : « Il y a *un traitement* et non pas *un remède* à employer contre la pneumophymie. C'est vrai. Aujourd'hui il n'y a pas de remède contre le tubercule, et partant pas plus dans sa manifestation pulmonaire que dans toute autre; mais est-ce à dire qu'il n'y aura jamais de remède contre le tubercule? Nous croyons fermement que la science, éclairée par la physiologie et l'expérience, arrivera à poser un axiome inviolable en disant : « Tel corps guérit la tuberculose. » Pour le moment, et seulement en attendant mieux, contentons-nous du traitement complexe qui nous paraît le meilleur, mais n'osons pas dire que nous n'aurons jamais mieux.

Arrêtons-nous au n° 9, et rendons hommage ici à l'initiative que M. Piorry a prise, en forçant la routine à se plier aux bons résultats des respirations profondes réitérées. Il en est de même des respirations de vapeur d'iode qui, données prudemment, produiront toujours de bons résultats. Assurément la respiration continue dans une atmosphère chargée de vapeurs iodiques a l'avantage de ne pas irriter les organes respiratoires à un moment donné, par suite du passage d'une trop grande quantité de produits iodés dans le canal bronchique. Aussi est-ce pour cela que nous conseillons de faire porter, aux sujets placés sous le joug de la tuberculose, un coussinet de flanelle imbibé d'huile iodée. Ce coussinet, en contact avec la peau, laisse se volatiliser insensiblement une certaine quantité d'iode qui enveloppe le malade partout où il se trouve, et il n'y a pas seu-

lement là une absorption par les voies respiratoires, on a de plus
l'absorption par la surface cutanée. De plus ce moyen a l'avantage
de permettre au sujet de vaquer à ses affaires sans le priver de l'influence de l'iode, et le coussinet a sur le sachet l'avantage, non
moins grand, de protéger la peau contre les intempéries de l'air et
d'entretenir ses fonctions naturelles.

Nous ne pouvons nous tirer d'un profond étonnement en voyant
un homme tel que M. Piorry, un homme qui s'occupe de tubercules
depuis de si longues années, placer, dans sa 14ᵉ conclusion, l'alcool
en parallèle avec la teinture d'iode. Malgré notre profond respect
pour un des professeurs de l'école de Paris, école qui nous est d'autant plus chère que c'est là où nous avons sucé les premières no-
tions de la science, nous ne pouvons nous empêcher de faire remarquer que l'alcool est éliminé du corps humain après quelques
heures d'absorption, et que partant, à moins de plonger son malade
sous une influence alcoolique perpétuelle, il est impossible qu'il aille
agir longuement sur la sécrétion purulente des cavernes. Lui accorder une action irritante passagère, comme celle que l'on obtiendrait en faisant une injection alcoolique dans un abcès est tout ce
que l'on peut faire pour cet agent dans le cas qui nous occupe.

Oserons-nous nous arrêter à la conclusion 15, la compression des
cavernes?.... Nous avons vu, de nos propres yeux vu, dans le service
de M. Piorry, de pauvres tuberculeux soumis à ce triste moyen.
Leurs maigres thorax, comprimés outre mesure, ne l'étaient pas
assez pour mettre en contact les deux surfaces opposées des cavernes; il eût fallu faire toucher les extrémités pectorales des côtes aux
extrémités dorsales, et encore! qui nous assurerait en effet que le
tissu pulmonaire n'aurait pas tenté de fuir à droite ou à gauche, en-
traînant avec lui la plus grande partie de la caverne ou la caverne
tout entière. Laissons mourir nos malades, mais ne les torturons pas
inutilement.

Qu'on nous pardonne les quelques lignes qui précèdent, et, pour
les faire oublier, disons de suite que nous nous unissons aux idées

émises dans les conclusions 16, 17 et 18, quoiqu'il nous semble bien difficile d'obtenir chez nous tout ce qu'elles conseillent.

§ V. *Traitement de M. le Dr Aussandon.* — Pour en finir avec ces traitements particuliers, nous dirons que M. Aussandon a proposé :

En première ligne, le repos diurne et la veille nocturne.

Nous avons dit ce que nous pensions de ce système.

Puis l'administration de bains tièdes tenant en suspension du kermès ou du tartre stibié ; moyen qui aurait donné de bons résultats.

Enfin l'application sous chaque aisselle, en commençant par le côté le plus affecté, de cinq cautères de la largeur d'une pièce de 5 francs, placés à 0,04 centim. les uns des autres. Cette application devra se faire après avoir soumis le malade à l'action du chloroforme.

Comme adjuvants, on prendra l'eau de goudron, le sirop de tolu, l'huile de foie de morue avec le sirop d'amandes amères, de la tisane de sassafras ou de salsepareille, et le chlorure de mercure.

Nous sommes obligé d'avouer que ce traitement, loin d'attirer nos sympathies, les repousse complétement.

La chloroformisation des sujets tuberculeux nous effraye en voyant quels graves accidents peuvent l'accompagner. Ensuite, ce nombre effrayant de grands cautères qui vont fournir une suppuration abondante ne doivent-ils pas aider plutôt la terminaison fatale que la retarder.

CHAPITRE XVIII.

Conclusions.

Maintenant que nous avons vu presque tous les genres de traitement qui ont été en honneur, et que nous avons passé en revue toutes les préparations pharmaceutiques, dont on a retiré quelques

effets salutaires dans la tuberculose, quel genre de traitement pro-
poserons-nous à notre tour ?

Nous ne sommes plus aujourd'hui à l'heure où Bayle écrivait,
dans ses *Recherches sur la phthisie*, qu'il est parfois impossible de
reconnaître si un malade, déjà plongé dans le marasme, est atteint
ou non de phthisie pulmonaire. Les travaux de nos maîtres nous
ont enseigné à diagnostiquer les tubercules pulmonaires, alors qu'ils
ne sont encore qu'à l'état microscopique, et, nous dirons plus,
alors que les ravages ne sont pas encore produits, mais que l'économie s'ébranle à peine sous leurs efforts généraux.

C'est donc à ce moment surtout qu'il faut tâcher d'intervenir et
d'indiquer le traitement, en se souvenant que la tuberculose n'appartient pas exclusivement aux poumons, mais quelle constitue une
affection générale de l'organisme humain.

Dans tous les cas, le traitement de la tuberculose devra tendre à
prévenir l'invasion de la maladie, et à la combattre lorsqu'elle s'est
manifestée.

Pour la prévenir, c'est aux dispositions générales de l'individu
qu'il faut s'attaquer ; ce sont elles qu'il faut modifier ou changer
complétement suivant l'urgence, tantôt avec l'hygiène comme seul
auxiliaire, tantôt en ayant recours aussi aux substances médicinales
proprement dites.

N'oublions pas que si le traitement choisi paraît apporter des
soulagements et des améliorations réels, on devra insister longtemps
sur son emploi, et ne pas en limiter l'usage à quelques jours seulement ; car si le mieux se décèle, c'est que le traitement employé
réagit avec succès sur l'économie tout entière, et partant sur la maladie générale qui nous occupe.

Mais quel est le traitement que nous devrons ordonner ? Allons-
nous prendre indistinctement une substance ou une autre, parce
que nous avons vu cette substance vantée par tel ou tel auteur ?
Assurément non. Avant de commencer cet ouvrage, nous avons
feuilleté les auteurs anciens et modernes, et nous avons souvent

vu ces derniers tomber dans des erreurs grossières, en vantant des
remèdes que les anciens n'avaient prescrits que dans leur phthisie
calculeuse ou cancéreuse, par exemple. Le mot phthisie avait seul
arrêté les yeux de ces auteurs modernes, qui avaient ensuite été
prendre le traitement pour l'essayer dans la tuberculose. C'est en
examinant tout cela que nous nous sommes rendu un peu compte
des découragements que l'on a parfois, en voyant tout échouer
contre une maladie si cruelle et si terrible. C'est aussi à la suite de
cet examen que nous nous sommes donné la tâche que nous venons
d'essayer de remplir, c'est-à-dire de voir quels sont les médicaments
qui ont été proposés contre l'affection tuberculeuse ; de rechercher
leur valeur véritable, de les classer d'après cette valeur, et aussi
d'après les cas dans lesquels on doit rationnellement les prescrire.

Que l'on ne pense pas que nous allons maintenant offrir un
antidote de la tuberculose, il n'y a aujourd'hui que les Churchill
capables de le faire. Nous allons simplement formuler le système
de traitement qui nous paraît le plus rationnel. Par système de traitement, nous entendons le médicament principal qui doit être un,
et qui, s'il ne l'est pas encore d'une manière absolue, le sera un
jour, nous l'espérons ; et les médicaments accessoires appelés ici
comme de simples auxiliaires, devant s'attaquer à tel ou tel symptôme douloureux, dont il est urgent de débarrasser le patient.
C'est pour le choix de ces auxiliaires qu'il faut avoir égard à l'âge
des sujets, à leur constitution, tant naturelle que pathologique, à
leur manière de vivre, aux symptômes concomitants, en un mot à
tous les états existants en plus que l'état tuberculeux.

Mascagni, ne regardant la pneumonite tuberculeuse que comme
une affection locale, a dit : « Si jamais on parvient à découvrir un
remède efficace contre la phthisie pulmonaire, ce sera parmi les
substances qui peuvent être appliquées directement au poumon
par la voie de l'inspiration. » Aujourd'hui, que nous savons que la

tuberculisation pulmonaire n'est qu'une forme d'une affection générale de l'individualité humaine, nous pouvons dire :

Si jamais on parvient à découvrir un remède efficace contre la tuberculose, ce sera parmi les substances qui peuvent avoir une action générale sur l'économie.

Que l'on ne pense pas que nous rejetons complétement les inspirations médicamenteuses; il n'en est rien; et comme nous l'avons dit ailleurs, il y a certains cas, certaines formes de tuberculisations pulmonaires, dans lesquelles nous serons peut-être très-heureux d'avoir sous notre main les fumigations.

Laënnec rejetait la possibilité de guérir un phthisique au premier degré : il n'admettait de guérison possible qu'au troisième degré, et alors que le nombre des tubercules était limité. Bien qu'il eût peut-être raison dans le fond, nous ne nous appuierons jamais sur cette autorité pour rester les bras croisés devant un sujet tuberculeux.

D'après les opinions que nous avons émises, on peut déjà prévoir ce que nous conseillerons. C'est au tartre stibié, au chlorure de sodium et à l'iode, que nous donnons la préférence, en prenant comme adjuvants les autres médications que nous n'avons pas jugées nuisibles.

Pour rendre plus clairement le traitement qui nous semble le meilleur, nous allons l'établir pour les trois degrés de tuberculose que nous avons indiqués dans l'introduction, en prenant pour type la pneumonite tuberculeuse.

Supposons donc un sujet adulte, né de parents tuberculeux ou ayant des tuberculeux dans ses ascendants, amaigri depuis quelque temps, présentant de l'expiration prolongée sous une clavicule, sujet à contracter des bronchites, et d'un tempérament lymphatique. Nous n'avons là évidemment rien qui nous démontre la présence de tubercules dans le poumon, mais le sujet est sous le coup de leur atteinte.

Si l'individu est riche, nous lui conseillerons la navigation;

l'usage à bord des viandes salées, prises d'une manière modérée ; nous établirons sous l'aisselle, du côté où l'expiration prolongée se fait entendre, un vésicatoire à demeure, grand de 8 centimètres de diamètre longitudinal, sur 4 centimètres de diamètre transversal ; nous lui ferons porter dans le dos un coussinet de flanelle, arrosé d'huile iodée ; nous le chasserons des pays froids, pour le placer sous un climat plus doux ; nous lui interdirons tous les exercices violents, et nous traiterons toute phlegmasie intercurrente par l'usage du tartre stibié à haute dose d'abord, et continué ensuite à doses moindres.

Si, pour une raison ou pour une autre, le malade ne peut prendre la mer, nous remplacerons la navigation par le séjour, pendant l'été, aux eaux chlorurées du Nord, et pendant l'hiver, nous l'enverrons respirer l'atmosphère maritime d'une ville du Midi, de Nice, de Malaga ou de Madère, de préférence, en ajoutant à son traitement l'usage de 5 à 6 grammes de chlorure de sodium par jour.

Si enfin notre malade est dans de telles conditions qu'il ne peut quitter le lieu de son séjour actuel, nous lui administrerons une dose de chlorure de sodium, s'élevant jusqu'à 8 grammes par jour ; nous le ferons se préserver des intempéries des saisons, plus qu'en tout autre lieu ; en un mot, nous le soumettrons à toutes les règles hygiéniques possibles. C'est dans ce cas que l'huile de foie de morue nous semble un heureux médicament, qui pourra aider à l'engraissement de notre sujet.

En agissant ainsi, nous espérons pouvoir rétablir la santé de l'individu, et empêcher la sécrétion des tubercules dans un point quelconque de l'économie.

Mais les cas de ce genre ne sont pas ceux que l'on trouve le plus ordinairement. Les malades si peu atteints ne se soucient pas de payer une consultation médicale, la santé ne leur apparaît pas sous sa véritable valeur ; ou bien, s'ils sont assez sages pour demander des conseils, ils ne le seront pas assez pour les suivre d'une manière consciencieuse.

Pour notre compte, nous croyons qu'il est du devoir du médecin d'établir aux yeux de son malade l'état dans lequel il se trouve, et de le prévenir, serait-ce même à tort, que s'il ne suit pas régulièrement, mathématiquement presque, les prescriptions qui lui sont faites, il deviendra inévitablement tuberculeux. La crainte alors n'a pas encore assez d'empire pour pouvoir paralyser le traitement, et elle peut en avoir beaucoup pour le faire exécuter.

Le plus souvent, on aura affaire à un sujet atteint de tubercules au deuxième degré. Voici, dans ce cas, la règle que nous suivrons.

Le malade sera immédiatement soumis au tartre stibié, à doses tolérables; l'usage de ce médicament sera prolongé indéfiniment; l'alimentation sera substantielle; le coussinet iodé sera placé sur le dos du malade; le séjour d'un lieu maritime lui sera prescrit, en y joignant un climat doux qu'il ne devra pas abandonner de longtemps; l'huile de foie de morue fera partie de son alimentation, et tous les soins hygiéniques l'entoureront.

Qu'arrivera-t-il? Ou le malade finira par se guérir après un laps de temps plus ou moins long, par suite de la résorption des tubercules, ou son état restera stationnaire, ou le ramollissement des masses tuberculeuses existantes se produira. Dans ce dernier cas nous arriverons au troisième degré, et notre médication sera la suivante:

S'il n'y a qu'une ou deux ou trois cavernes, nous tenterons d'y pénétrer au moyen des cautères, et d'en obtenir la cicatrisation. Pour cela, nous continuerons toujours l'émétique, qui nous préservera de nouvelles inflammations; nous soutiendrons les forces de notre malade par tous les moyens possibles, et nous attendrons l'effet de notre médication, en veillant à tous les états qui pourraient naître.

Si le nombre des tubercules ramollis est grand, il ne faudra plus songer à pénétrer dans chacun d'eux ; il faudra les attaquer par le larynx. Pour cela faire, nous aurons les fumigations iodées, qui, pendant l'expulsion de la matière tuberculeuse, seront là pour empêcher l'action putride ; ensuite nous aurons les injections au nitrate d'argent suivant la méthode de M. Green.

Voici d'une manière générale ce qui peut, selon nous, constituer le traitement de la pneumonite tuberculeuse, forme que l'on a à traiter si souvent.

Voyons maintenant ce que nous ferons dans les autres cas.

Dans la ganglite tuberculeuse, nous commencerons par soumettre le sujet à l'usage du tartre stibié, non plus à doses raSoriennes, mais en commençant par des poids très-minimes, dilués dans de grandes masses d'eau. Nous obtiendrons ainsi, du moins nous l'espérons, l'arrêt de la matière de la sécrétion tuberculeuse. Nous soumettrons ensuite l'économie à tous les toniques nécessaires, aux bains de mer, aux bains d'eau chlorurée, et si une masse ganglionnaire tuberculeuse commence à se ramollir, nous n'hésiterons pas à y porter le bistouri, pour éliminer tout d'un coup la masse tuberculeuse, ménager ainsi les forces de l'économie, à laquelle on évitera une longue suppuration, et obtenir une cicatrice régulière, chose qu'il ne faut pas dédaigner, surtout chez les femmes.

Dans la méningite tuberculeuse, nous pousserons le traitement avec toute l'énergie possible : le tartre stibié sera donné à haute dose, et continué longtemps ; le crâne, privé de ses cheveux, sera soumis aux frictions faites avec la pommade de Hahn, et si les forces du malade sont assez considérables, nous irons même jusqu'à prescrire des sangsues aux apophyses mastoïdes, afin d'éviter promptement une inflammation qui va entraîner la mort du malade, si on ne peut parvenir à la tuer assez vite.

En un mot, dans toutes les formes de la tuberculose, nous placerons toujours le tartre stibié en première ligne, pour nous débarrasser de l'inflammation, empêcher la sécrétion de nouveaux tubercules, nous donner le temps de soutenir l'économie et de la mettre en état de supporter ou la résorption des produits sécrétés, ou la suppuration qui accompagnera leur expulsion par voie de ramollissement, expulsion que le médecin devra guider autant que possible à travers les voies les plus commodes et les moins susceptibles d'être impressionnées défavorablement par le passage de ces matériaux étrangers à notre économie. Puis nous choisirons, comme auxiliaires du traitement général, les médications spéciales à chaque cas, et dont nous avons étudié la valeur dans le cours de cet ouvrage.

TABLE DES MATIÈRES.

---

(1) L'*A* indique que la médication devant laquelle il est placé est encore traitée ailleurs.